Knaur

D1927398

Jane Kennedy

One-Day-Diät

- Kurzfasten – der sanfte Weg zur Traumfigur
- Mit effektiven Fatburer-Drinks

www.knaur.de

Inhalt

Tipps für Eilige

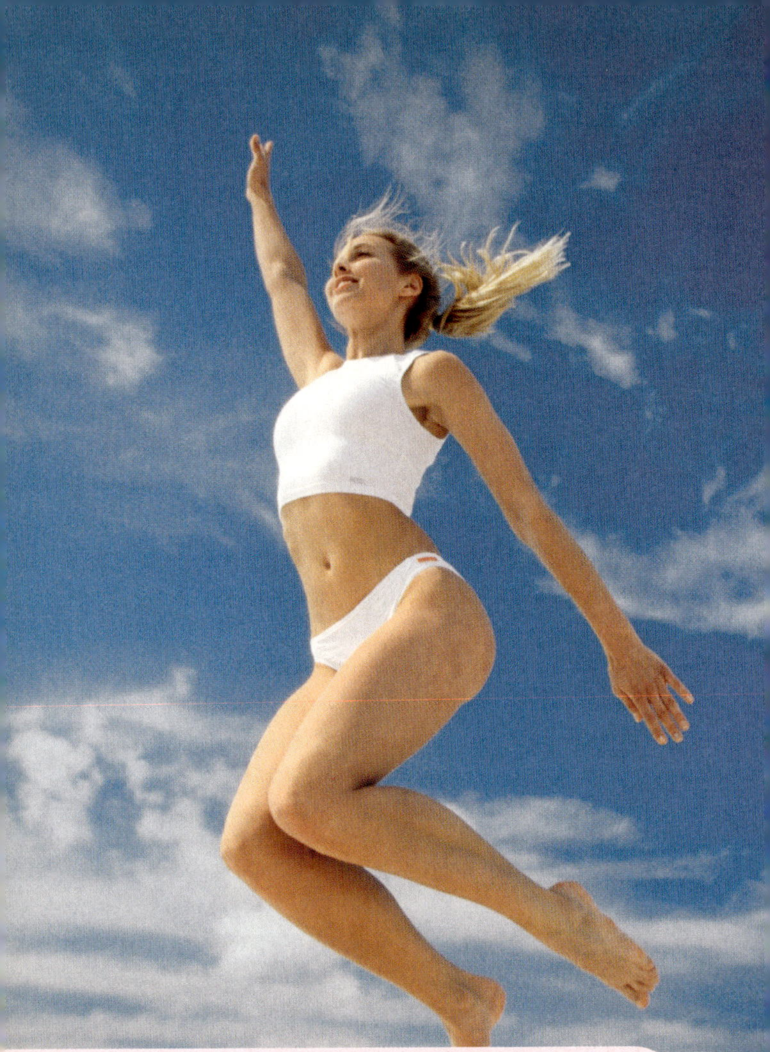

Gesund und fit mit der One-Day-Diät

Die One-Day-Diät ist eine sehr einfache und wirkungsvolle Methode, die überflüssige Pfunde dauerhaft schmelzen lässt und Ihnen schnell zu körperlichem und seelischem Wohlbefinden verhilft. Ganz ohne Stress und ohne lästiges Kalorienzählen nähern Sie sich Schritt für Schritt Ihrer Traumfigur. Zusätzlich hilft die One-Day-Diät Ihrem Körper dabei, »Altlasten« loszuwerden und damit etwas für Ihre Gesundheit und Ihre Schönheit zu tun.

Wer suchet, der findet ...

Möchten Sie gerne auf bequeme Art abnehmen und störende Speckröllchen loswerden? Wenn ja, so sind Sie mit diesem Wunsch durchaus nicht alleine: Viele von uns leiden an Übergewicht, der »Volkskrankheit Nummer eins«. Jedes Pfund zu viel belastet Herz, Kreislauf und Verdauungsorgane. Neben gesundheitlichen Gründen kann aber auch der Blick in den Spiegel oft dazu beitragen, dass wir uns in unserer Haut nicht mehr so ganz wohl fühlen ...

... eine Alternative zu »Wunderkuren«

Selbst wenn Sie aus medizinischer Sicht nicht übergewichtig sind, werden Sie sich vielleicht trotzdem wünschen, ein paar Kilogramm loszuwerden – einfach um sich besser, leistungsfähiger oder auch jünger zu fühlen. Sicher haben Sie daher schon einmal die ein oder andere Diät ausprobiert – schließlich gelten Abmagerungskuren immer noch als das Mittel der Wahl, um etwas für die Figur zu tun.

Leider versprechen die meisten Diäten viel mehr, als sie halten können. Gerade vermeintliche Wunderkuren, die in wenigen Tagen hohe Gewichtsverluste in Aussicht stellen, sind mit größter Vorsicht zu »genießen«! Falls überhaupt Erfolge eintreten, sind diese meist nur kurzfristig; dafür ist der Stressfaktor sehr groß.

Der sanfte Weg zum Idealgewicht

Suchen Sie einen ungefährlicheren und einfacheren Weg? Da Sie dieses Buch in den Händen halten, haben Ihre bisherigen Diäten wohl nicht optimal funktioniert, sonst würden Sie kaum nach einer neuen Methode suchen ... und wie heißt es doch: »Wer suchet, der findet!«

In der Tat haben Sie jetzt eine einzigartige und zugleich äußerst einfache Methode gefunden, um abzunehmen – »die One-Day-Diät«! Die One-Day-Diät hilft Ihnen, Ihr Idealgewicht ganz ohne Frust und auf gesunde Weise zu erreichen und Ihren Körper regelmäßig zu reinigen. Ich möchte Sie gerne einladen, den ersten Schritt zu tun: Probieren Sie es aus – beginnen Sie noch diese Woche!

One-Day-Diät – was ist das?

Bevor ich die Grundlagen und Regeln der One-Day-Diät konkret beschreibe, möchte ich Ihnen kurz einen kleinen Überblick verschaffen. Falls Sie nicht schon von Freunden, Bekannten oder über die Medien von der One-Day-Diät gehört haben, werden Sie sich zunächst sicherlich fragen, was genau die One-Day-Diät eigentlich ist.

Die One-Day-Diät ist vollkommen »crashfrei«. Hier geht es nicht darum, dass Sie gegen Ihre natürlichen Bedürfnisse handeln. Sie müssen nicht tage- oder wochenlang lediglich an das Essen denken.

Wenn Sie beispielsweise erstmals eine Reise nach Marokko unternehmen, werden Sie wahrscheinlich zunächst einen Blick auf die Landkarte werfen, um sich grob zu orientieren. Natürlich ersetzt die Landkarte nicht die Reise. Die Abenteuer und Überraschungen, die Sie erleben werden, können Sie nämlich nicht auf der Karte ablesen. Ebenso bietet auch die folgende Zusammenfassung der One-Day-Diät nur einen ersten Überblick und weckt vielleicht Ihre Lust, sich auf die Reise zu machen. Wie einfach der Weg zu einer effektiven Gewichtsabnahme sein kann, erfahren Sie allerdings erst, wenn Sie den ersten Schritt tun!

Unkompliziert und effektiv

Doch zurück dazu, was die One-Day-Diät ist:

- Eine sanfte Form des Kurzfastens, die Sie problemlos in Ihren Alltag einbauen können
- Eine Möglichkeit, mit der Sie ohne komplizierte Diätpläne und ohne Kalorientabellen einfach und effektiv abnehmen können
- Ein wirkungsvoller Weg, Ihrem Wunschgewicht gut gelaunt und ohne Stimmungstiefs näher zu kommen
- Eine seit Jahrtausenden bewährte Strategie, um Ihren Körper regelmäßig zu entgiften und Ihre Verdauungsorgane zu entlasten
- Eine Chance, die kleinen Sünden des zivilisierten Appetits durch wöchentliches Entschlacken auszugleichen und dadurch vielen Erkrankungen vorzubeugen
- Eine vollkommen unbedenkliche Diätform, die Ihre schädlichen Essgewohnheiten allmählich wie von selbst umprogrammiert und Ihnen Fitness und Wohlbefinden schenkt
- Eine Möglichkeit, ohne radikale Crash-Diäten oder riskante Jo-jo-Effekte dauerhaft schlank zu bleiben

Wellness statt Stress!

Im Gegensatz zu den meisten anderen Diäten geht es bei der One-Day-Diät nicht darum, dass Sie sich quälen! Wenn Ihnen Ihre Figur nicht gefällt, Sie sich zu schwer fühlen oder gesundheitliche Probleme haben, die mit Übergewicht zusammenhängen, leiden Sie ja schon genug unter Stress. Warum sollten Sie sich also durch Radikaldiäten noch zusätzliche Lasten aufbürden?

Abnehmen beginnt im Kopf

Die One-Day-Diät ist eine sehr sanfte Methode. Sie zeigt Ihnen, dass Sie sich mit Ihrem Körper anfreunden sollten, statt gegen ihn anzukämpfen. Sie sollen schließlich nicht leiden, sondern weiterhin Spaß am Leben und natürlich auch am Essen haben. Langfristig gesehen bringen Sie überflüssige Pfunde nicht dadurch zum Schmelzen, dass Sie zum Asketen werden und gegen Ihre natürlichen Instinkte ankämpfen. Besser als die Zähne zusammenzubeißen ist es, mit einem Lächeln auf den Lippen abzunehmen. Ihr bewusster Entschluss, ab jetzt etwas für Ihr Aussehen und Ihre Gesundheit zu tun, reicht vollkommen aus. Wenn Sie sich in Ihr Auto setzen, um zum Einkaufen zu fahren, genügt es ja auch, den Zündschlüssel kurz zu drehen und dadurch den Anlasser zu betätigen. Sobald der Motor läuft, können Sie den Schlüssel wieder loslassen. Ihre Entscheidung, den ersten Schritt zu tun, ist der »zündende« Gedanke, der dem Anlassen des Motors gleicht. Die One-Day-Diät hilft Ihnen, dass der Motor ganz von selbst weiterläuft.

Der Entschluss zu einer Diät ist oft schnell gefasst – aber es hapert am Durchhaltevermögen. Ein Diättag pro Woche lässt sich auch von Wankelmütigen eher bewältigen als ein mehrwöchiges Programm.

Ein Tag für Gesundheit und Fitness

Das wichtigste Prinzip der One-Day-Diät besagt, dass Sie an sechs Tagen in der Woche essen können, was Sie wollen, und sich nicht im Geringsten mit dem Thema »gesunde Ernährung« beschäftigen müssen; nur an einem einzigen Tag der Woche legen Sie eine kleine Pause ein! Dieser eine Tag genügt als Entlastungs- und »Urlaubstag« für Ihre Organe, und er genügt auch, um abzunehmen und falsches Essverhalten im Laufe der Zeit ganz von selbst auszumerzen – ohne Kampf und ohne Quälerei!

Gefühl für den Körper entwickeln

Wenn Sie die One-Day-Diät ausprobieren, werden Sie erleben, wie angenehm es ist, sich keinerlei Gedanken um die »richtige« Ernährung machen zu müssen und sich verwöhnen zu dürfen. Sie erleben auch, wie gut es tut, Ihren Organismus regelmäßig zu entlasten und dabei allmählich ein immer besseres Gespür für die Signale Ihres Körpers zu entwickeln.

Kämpfen Sie nicht mehr gegen Ihre Essensgelüste! Verändern Sie Ihr Bewusstsein, indem Sie die One-Day-Diät ausführen: Auf diese Weise gleicht der Weg zu Ihrer Traumfigur nicht mehr einem anstrengenden Bergaufmarsch, sondern einem gemütlichen Spaziergang, der Sie ohne Stress und sicher ans Ziel bringt.

Dem Diktat ästhetischer Maßstäbe kann man sich nur schwer entziehen. In unserer Gesellschaft behauptet sich nun mal die Gleichung schlank = attraktiv, erfolgreich und dynamisch und bestimmt in hohem Maß, wie wir eingeschätzt werden.

Übergewicht belastet auch seelisch

Der Wunsch, schlank und fit zu sein, ist verständlicherweise weit verbreitet. Schon junge Leute fühlen sich durch Übergewicht oft nicht nur körperlich, sondern auch seelisch belastet.

Nach einer Umfrage der »Deutschen Gesellschaft für Ernährung«, die zu Beginn der 1990er Jahre durchgeführt wurde, träumen 90 Prozent der weiblichen und 72 Prozent der männlichen Teenager davon, überflüssige Pfunde loszuwerden und »eine gute Figur zu machen«. Dies ist kein Zufall, denn Schlanksein wird allgemein mit »Schönheit«, »Gesundheit« und »Fitness« assoziiert. Das dürfte übrigens auch der Grund dafür sein, dass das Jahreseinkommen amerikanischer Führungskräfte mit jedem Pfund Übergewicht um rund 1 000 Dollar sinkt ...

Schlank ohne Crash

Auch in Deutschland gelten schlanke Menschen als besonders dynamisch und erfolgreich. Dennoch tragen über 40 Millionen Deutsche zu viel Gewicht mit sich herum. Zeitschriften, Zeitungen und TV-Sendungen werben daher regelmäßig mit neuen Radikalkuren, die schnelle Erfolge versprechen.

Doch wie Sie vielleicht schon am eigenen Leib erfahren haben, halten Wunderdiäten nie, was sie versprechen. Seit die US-Medien die »Hollywood-Diät« vor über 30 Jahren unter das übergewichtige Volk brachten und die Sehnsucht nach der Traumfigur bei Jung und Alt schürten, jagt nunmehr eine Crash-Kur die nächste.

Einseitige Diäten werden zur Nervenprobe

Und wer die Wahl hat, hat die Qual! Sie können zwischen Zitronen- oder Reisdiät wählen. Sie können sich den »Weight-Watchers« anschließen, eisern Kalorien zählen, Ihre Kost nach Eiweiß und Kohlenhydraten trennen, sich wochenlang nur von Ananas ernähren oder zu Rohkost-, Vollkorn- oder Gemüsediäten greifen.

Dass einseitige Diäten eher krank als schlank machen, dürfte sich herumgesprochen haben. Dennoch finden immer wieder auch uralte Hüte auf diesem Gebiet, frisch aufgepeppt mit neuem Namen, viel Anklang bei Abnehmwilligen.

So unterschiedlich die einzelnen Radikalkuren scheinen mögen, so haben sie doch eines gemeinsam: Sie verlangen, dass Sie mehrere Tage, ja oft sogar wochenlang Ihre üblichen Ernährungsgewohnheiten verändern. Und das erfordert natürlich eine große Disziplin!

Falls Sie über eine starke Willenskraft verfügen, wird es Ihnen vielleicht nicht allzu schwer fallen, 14 Tage lang ausschließlich Früchte oder Möhren zu essen. Doch gesund ist das nicht. Crash-Diäten sind meist sehr einseitig und erzeugen Stress!

Zwei simple Regeln

Die One-Day-Diät ist vollkommen »crash-frei«. Hier geht es nicht darum, dass Sie gegen Ihre natürlichen Bedürfnisse handeln. Sie müssen nicht tage- oder wochenlang an das Essen oder besser das »Nicht-Essen« denken. Beachten Sie nur zwei einfache Regeln der One-Day-Diät:

- → Legen Sie einmal in der Woche einen Fastentag ein!
- → Trinken Sie an diesem Tag ausreichend Flüssigkeit in Form von Wasser und speziellen Fatburner-Drinks!

Spielend einfach

Die One-Day-Diät ist eine »Diät« im eigentlichen Sinne des Wortes. Der Begriff »Diät« kommt aus dem Griechischen und bedeutet im Grunde nichts anderes als »gesunde Lebensweise«. Zu einer gesunden Lebensweise gehören die Freude am Essen und die Lust am Genuss. Während Ihnen diese Freude bei Crash-Kuren garantiert verdorben wird, fördert die One-Day-Diät den Spaß am Essen: Ein Fastentag in der Woche hilft Ihnen, Ihre Geschmacksinne zu schärfen und Ihre Mahlzeiten an den anderen sechs Wochentagen intensiv zu genießen.

!

Mit viel Gespür zur Traumfigur

Die Regeln der One-Day-Diät sind so einfach, dass Sie dabei keine Minute mit dem Analysieren von Nährstofftabellen verschwenden müssen. So haben Sie genug Freiraum, um sich ganz auf Ihr Gespür zu konzentrieren.

Durch die One-Day-Diät werden Sie sich schneller unbeschwerter, leichter und vitaler fühlen. Indem Sie den Wirkungen der One-Day-Diät nachspüren, gelingt es Ihnen bald herauszufinden, was Ihr Körper wirklich benötigt. Ebenso werden Sie aber auch erkennen, was er nicht braucht oder was ihm sogar schadet.

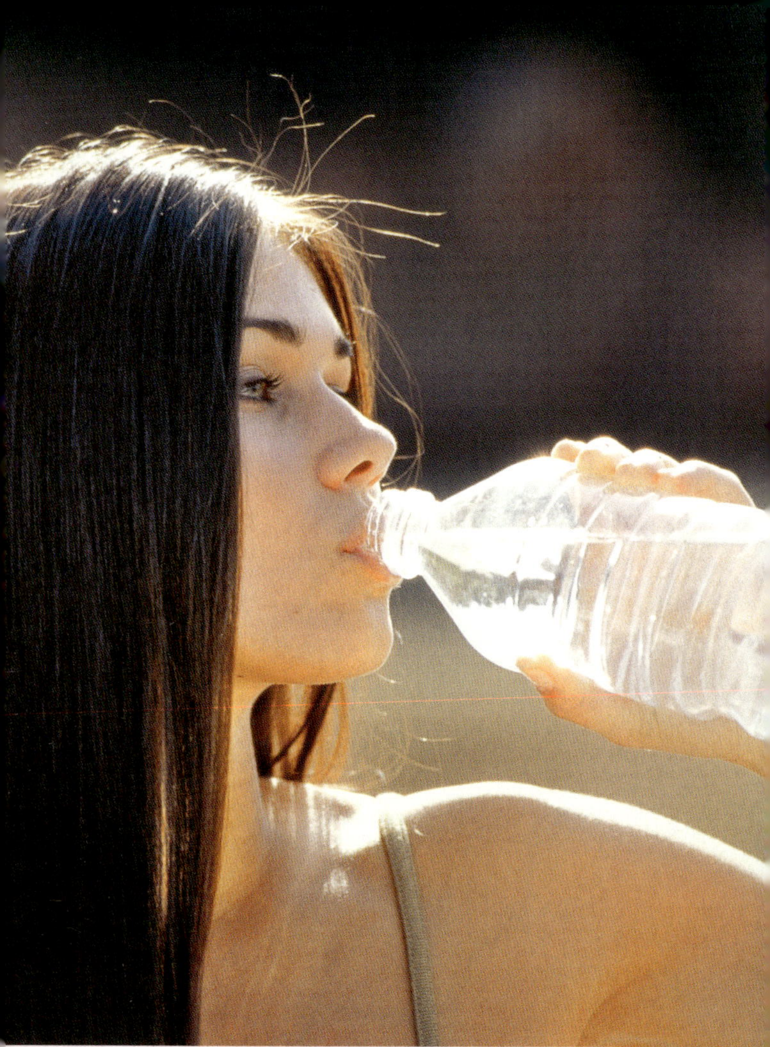

Ein »Putztag« für Ihren Organismus

Sie werden sicher schon bemerkt haben, dass es sich bei der One-Day-Diät um eine einfache und sanfte Form des Fastens handelt. Denn was sind die Grundsätze der One-Day-Diät? Entlastung und Reinigung – die gleichen Prinzipien also, die jedem Fasten zu Grunde liegen.

Fasten in sanfter Form

Ebenso wie Sie einmal in der Woche zum Wischmopp greifen, um Ihre Wohnung gründlich zu säubern, sollten Sie sich einen Tag in der Woche gönnen, um Körper und Seele zu reinigen.

Nicht nur in Ihrer Wohnung, auch in Ihrem Körper sammelt sich im Laufe der Zeit einiges an »Staub« und »Schmutz« an. Sie können Ihre Wohnung hermetisch abschließen und dadurch putzen vermeiden. Leben können Sie dann dort allerdings nicht mehr, da Sie ja auch keine Luft zum Atmen hineinlassen dürften ... Ihren Körper können Sie aber nicht hermetisch abschließen. Als lebendiger Organismus ist er auf den ständigen Austausch zwischen »innen« und »außen« angewiesen.

Ein Urlaubstag für die Organe

Da die meisten Menschen inzwischen alles andere als naturgemäß leben, sich zu wenig bewegen, behandelte und denaturierte »Supermarkt-Kost«, Süßigkeiten, fette Speisen und Alkohol zu sich nehmen und oft auch noch Raucher sind, ist regelmäßiges Fasten nicht nur als sanfte Diätform, sondern auch als effektives Überlebensprogramm zu empfehlen.

Die One-Day-Diät bietet Ihren Organen die Möglichkeit, immer wieder einen heilsamen Urlaubstag einzulegen und wichtige Aufräumarbeiten zu erledigen. Und das Beste: Sie brauchen sich dabei um nichts zu kümmern. Ihre einzige Aufgabe besteht darin, an einem Tag der Woche viel Wasser und nach Wahl unterstützend noch spezielle Tees und Fatburner-Drinks zu sich zu nehmen. Den Rest erledigt Ihr »Innerer Arzt« ganz von allein.

Wirksame Gesundheitsvorsorge

Fasten ist ja bekanntlich eine der besten Methoden, um Übergewicht in den Griff zu bekommen. Doch darüber hinaus ist die gezielte Nahrungsenthaltung auch ein »Frühheilverfahren«, mit dem viele gesundheitliche Probleme schon im Ansatz verhindert werden können.

Im Gegensatz zur üblichen, mehrtägigen Fastenkur ist die One-Day-Diät eine besonders sanfte Form des Fastens: Es kommt nicht zu Unwohlsein, Kopfschmerzen und anderen bekannten Fastenkrisen. Ferner verspüren Sie bei der One-Day-Diät keine Hungergefühle und Sie können sie jederzeit ohne ärztliche Überwachung und ohne komplizierte Programme für die Fasteneinleitung und das Fastenbrechen ausführen.

Schon ein Tag bewirkt viel

Selbst ein nur eintägiges, dafür aber regelmäßiges Fasten, wie es bei der One-Day-Diät praktiziert wird,

- befreit Sie von krankheitserregenden, belastenden Ablagerungen
- entgiftet Körper und Seele und erhöht somit das Wohlbefinden
- senkt den Cholesterinspiegel im Blut
- wirkt chronischen Leiden wie Rheuma, Herz-Kreislauf-Störungen, Krebserkrankungen, Diabetes und Verdauungsbeschwerden entgegen
- erhöht die körpereigenen Abwehrkräfte
- befreit Sie von alteingefahrenen Essmechanismen

Fasten als natürliches Heilmittel ist in unseren Instinkten verankert. So verschlägt es einem bei verschiedenen Krankheiten oft den Appetit – der Körper verordnet sich selbst eine Verdauungs-Ruhepause.

- wirkt dem Alterungsprozess entgegen und erhält Ihnen ein jugendliches Aussehen, da die Reparaturarbeiten der Vitalität der Zellen zugute kommen

Kurzfasten als natürliche Überlebensstrategie

Wenn Sie sich dazu entschließen, die One-Day-Diät auszuführen und einmal wöchentlich zu fasten, werden Sie vielleicht denken, dass Sie nun Anhänger einer außergewöhnlichen Diätmethode geworden sind. Nun, in gewisser Weise stimmt das natürlich, da die meisten Menschen heute kaum auf die Idee kommen, einen Tag in der Woche für Ihre Fitness, Ihre Gesundheit und Ihre Figur zu »opfern«. Auf der anderen Seite tun Sie jedoch auch etwas sehr Naheliegendes: Sie fasten für eine kurze, überschaubare Zeitspanne und geben Ihrem Körper damit die Chance, sein Gleichgewicht wiederzuerlangen.

Der Körper braucht Esspausen

Nichts anderes geschieht jede Nacht! Wenn Sie es gewohnt sind, Ihr Abendessen beispielsweise um 19 Uhr zu sich zu nehmen und am nächsten Morgen gegen 7 Uhr zu frühstücken, haben Sie zwölf Stunden gefastet – ganz ohne darüber nachzudenken.

Tatsächlich entsprechen Essen und Fasten dem normalen menschlichen Lebensrhythmus. Ihre Verdauungsorgane benötigen zwischen Abendessen und Frühstück mindestens zehn bis zwölf Stunden, um die Nahrung, die tagsüber aufgenommen wurde, aufzuspalten und optimal zu verwerten. Dies ist auch der Grund dafür, dass es ungünstig ist, spät abends schwere Mahlzeiten zu sich zu nehmen: Sicher kennen Sie die alte Volksweis-

Wenn Sie in den späten Abendstunden noch Chips oder Schokolade essen – beispielsweise beim Fernsehen, wo dies kaum bewusst wahrgenommen wird –, erschweren Sie Ihrem Stoffwechsel die Arbeit enorm.

heit, die besagt, dass das Frühstück eines Kaisers würdig, das Abendessen jedoch das eines Bettlers sein sollte.

Neue Kräfte tanken

Indem Sie die One-Day-Diät durchführen, wenden Sie einen einfachen und wirkungsvollen »Trick« an: Sie erweitern die nächtliche Fastenphase einmal in der Woche um 24 Stunden. Dadurch geben Sie Ihrem Körper die Chance, belastende Substanzen abzubauen und alle wertvollen Nährstoffe effektiv in Energie umzuwandeln. Und auch Ihrer Seele helfen Sie, denn die zusätzliche Energie kann dazu genutzt werden, Antriebslosigkeit, Müdigkeit und Erschöpfung zu überwinden und Belastendes abzuwerfen.

Durch die Anwendung der One-Day-Diät geben Sie Ihrem Organismus regelmäßig die Zeitspanne, die er braucht, um neue Kraft zu tanken. Die One-Day-Diät ist eine zeitgemäße, leicht durchführbare und sanfte »Strategie der Mäßigung«, die wir heute wahrscheinlich so dringend brauchen wie nie zuvor.

Instinktiv und natürlich

Fasten ist eine Methode, die uns die Natur lehrt. Von Tieren wissen wir, dass sie für kurze Zeit fasten, wenn sie krank sind. Doch sicher konnten Sie auch bei sich selbst schon beobachten, dass Sie während einer Grippe keinen Hunger haben: Sie fasten dann ganz instinktiv, da Ihr Körper alle seine Energien für die Überwindung der Krankheit braucht. Ist ein regelmäßiger Fastentag für Tiere schon heilsam, so ist er für uns geradezu lebenserhaltend.

Wöchentliches Fasten tut auch Tieren gut

Zu meiner großen Überraschung sprach neulich eine ältere Dame das Grundprinzip der One-Day-Diät bei einem Smalltalk auf dem Parkplatz eines Einkaufszentrums indirekt aus. Sie erzählte mir nämlich von ihrem Hund, einem Jack-Russell-Terrier, der infolge zu gut gemeinter Fütterung viel zu dick geworden war. Als sie ihren Tierarzt aufsuchte, riet er ihr, den Hund maßvoller zu ernähren und ihn außerdem (man höre und staune) einmal in der Woche fasten zu lassen! Ob die Dame dann tatsächlich konsequent genug war, ihren Liebling wieder zu seinem Normalgewicht zurückzuführen, konnte ich in der Folge nicht mehr erfahren. Dass ein wöchentlicher Fastentag aber nicht nur Menschen gut tut, sondern auch Tiere vor Krankheiten bewahrt, kam mir inzwischen auch von anderen Seiten zu Ohren. So empfehlen anerkannte Hundezüchter ihren Kunden beispielsweise, Rassehunde einmal in der Woche fasten zu lassen. In der Tat werden die Tiere auf diese Weise nicht nur schlank – sie bleiben auch länger beweglich und werden oft wesentlich älter als ihre überfütterten Artgenossen.

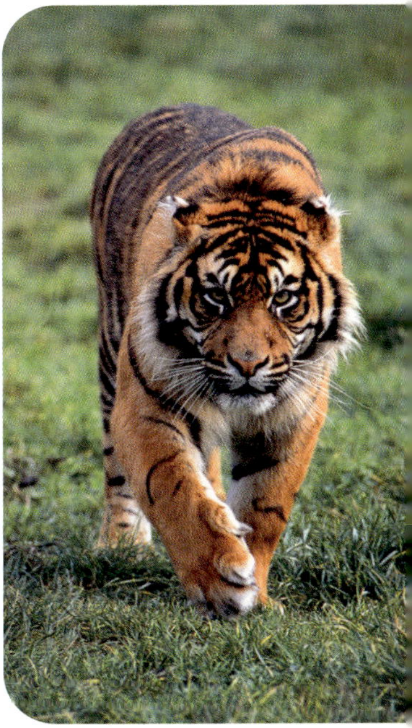

Von einem Tierpfleger erfuhr ich ferner, dass einige Tierarten in zoologischen Gärten ebenfalls einmal wöchentlich auf Null-Diät gesetzt werden. Diese Maßnahme hat natürlich nichts mit Tierquälerei zu tun – im Gegenteil: Sie ist ein Muss für die Gesunderhaltung der Tiere, die sich in Zoos zwangsweise nicht so viel bewegen können wie in freier Wildbahn.

Bewährt durch Jahrtausende

Bei der One-Day-Diät geht es darum, sich durch Fasten regelmäßig einen Entlastungstag zu gönnen. Grundsätzlich ist diese Idee natürlich nicht neu. In früheren Zeiten waren kurze Fastenperioden weit verbreitet, und so lehnt sich die One-Day-Diät letztendlich an alte Traditionen an.

Verankert in den Weltreligionen

Die Praxis des Fastens ist in vielen religiösen Zeremonien tief verankert. Im Taoismus und Buddhismus wird der Mäßigung beim Essen eine große Bedeutung beigemessen, tibetische Buddhisten kennen zusätzlich noch feste Fastenperioden. Im Islam wird traditionell der Fastenmonat »Ramadan« eingehalten. Auch bei den Christen galt Fasten seit je als Form der Reinigung. Die katholische Kirche feiert heute noch zwei wichtige Fastentage – den Aschermittwoch und den Karfreitag.

Jesus sagte einmal: »Wenn ihr fastet, macht kein finsteres Gesicht wie die Heuchler. Sie geben sich ein trübseliges Aussehen, damit die Leute merken, dass sie fasten. Amen, das sage ich euch: Sie haben ihren Lohn bereits erhalten.« (Matthäus 6, 16) Dies ist ein schöner Hinweis auf die innere Haltung, die Sie bei der One-Day-Diät einnehmen sollte: Fasten Sie immer mit einem Lächeln auf den Lippen!

Fasten als Bewusstseinserweiterung

Die Wurzeln der One-Day-Diät liegen übrigens im indischen Hatha-Yoga. Yoga ist wohl das älteste System zur Bewusstseinserweiterung und Gesundheitspflege. Ziel des Hatha-Yoga ist es in erster Linie, eine strahlende Gesundheit und eine überdurchschnittliche Langlebigkeit zu erlangen. Die meisten Yogameister raten ihren Schülern, auf den Genuss von Alkohol und Fleisch zu verzichten. Darüber hinaus gilt es aber auch, einmal in der Woche zu fasten und an diesem

Tag nur Wasser und Kräutertees zu trinken. Kommt Ihnen das bekannt vor? Natürlich, denn dieses Yoga-Gebot entspricht weitgehend der Grundregel der One-Day-Diät! Indem Sie die One-Day-Diät durchführen, greifen Sie also auf Jahrtausende alte Erfahrungen zurück: Vor Ihnen haben schon Millionen von Menschen aller Kulturen in der ein oder anderen Weise gefastet, sei es, um ihre Gesundheit zu erhalten, die Heilung von Erkrankungen zu fördern oder auch um Übergewicht in den Griff zu bekommen. Die One-Day-Diät bietet Ihnen nun die Möglichkeit, Kurzfasten systematisch und höchst effektiv zu betreiben.

Die One-Day-Diät als kleines Alltags-Ritual

Ursprünglich war Fasten ein religiöses Ritual, das dazu diente, zu Ruhe und Klarheit zu finden. In Heilritualen nordamerikanischer Indianervölker fastete oft der ganze Stamm, um »böse Geister« – heute würden wir sagen »negative Energien« – zu vertreiben.

Sie können die One-Day-Diät wie ein kleines Ritual ausführen, um den Alltagstrott zu durchbrechen und innere Ruhe zu erzeugen. Es ist nur eine Sache der inneren Einstellung: Wenn Sie sich an Ihrem Fastentag bei jedem Schluck, den Sie trinken, bewusst sind, dass Sie sich heute reinigen, Ihren Körper pflegen und einen Schritt auf die innere und äußere Harmonie zugehen, werden Sie Heiterkeit und Zufriedenheit entwickeln. Auf diese Weise wird die One-Day-Diät zu einer wöchentlichen Zeremonie, die Sie mitten im Alltag zelebrieren können. Natürlich wirkt die One-Day-Diät auch, wenn Sie nur die »äußeren Regeln« beachten; der tiefere Sinn wird Ihnen allerdings erst dann bewusst, wenn Sie auch die »inneren Regeln« berücksichtigen.

Obwohl die One-Day-Diät vor allem der Gewichtsabnahme dient, ist sie auch eine Form des Fastens. Dies ist nur eine Sache der inneren Einstellung.

Zeitgemäß und aktuell

Im Gegensatz zum klassischen Fasten passt sich die One-Day-Diät problemlos den Erfordernissen unserer modernen Lebensweise an. Die One-Day-Diät kann unabhängig von Religion, Alter, Geschlecht, Beruf usw. von jedem angewendet werden. Sie können diese Diät sowohl an Urlaubs- als auch an ganz normalen Arbeitstagen durchführen.
Sie brauchen keine besonderen Vorbereitungen, Sie müssen nicht einmal unbedingt zum Einkaufen gehen, denn Sie können die One-Day-Diät auch ausführen, indem Sie den ganzen Tag über Leitungswasser trinken. Fatburner- und Vitamindrinks wie Molke, Säfte und Tees unterstützen die gewichtsreduzierende und reinigende Wirkung, sind aber nicht unbedingt erforderlich.

Frei von Nebenwirkungen

Gewöhnliche Diäten sind oft so kompliziert, dass Sie einen Großteil Ihrer wertvollen Zeit mit dem Einkauf und der Zubereitung der Nahrungsmittel verbringen müssen. Klassisches, mehrtägiges Fasten ist eigentlich nur im Urlaub gut durchführbar – und wer möchte sich gerade dann kasteien? Darüber hinaus sollte längeres Wasser- oder Teefasten auch nur nach vorheriger Untersuchung und unter ärztlicher Betreuung praktiziert werden. Bei lange andauernden Diäten und längerem Fasten treten zudem oft unangenehme Nebenwirkungen wie Kopfschmerzen oder Müdigkeit auf.
Alle diese Probleme umgehen Sie, wenn Sie sich für die One-Day-Diät entscheiden, denn die One-Day-Diät ist Fasten:

- ohne komplizierte Vorbereitungen
- ohne Arzt
- ohne Kopfschmerzen oder Kreislaufprobleme
- ohne Gereiztheit und Nervosität
- ohne Müdigkeit und Erschöpfung
- ohne depressive Verstimmungen

Das hilft gegen schlechten Atem

Bei manchen Menschen macht sich die Entgiftung, die durch Fasten in Gang gesetzt wird, durch unangenehmen Mundgeruch bemerkbar. Eine belegte Zunge und ein schlechter Geschmack im Mund sind zwar unangenehm, doch sie zeigen, dass Ihr Körper für Ihre Gesundheit arbeitet! Gegen den schlechten Atem helfen einfache Tricks:

- Geben Sie dem Wasser, das Sie an Ihrem Fastentag vermehrt trinken sollten, schon morgens einen Spritzer Zitronensaft oder Apfelessig hinzu. Darüber hinaus können Sie Ihren Mund mit einem Mundwasser mit einigen Tropfen ätherischem Pfefferminzöl spülen.
- Auch das Kauen von Kalmuswurzeln oder Nelken hilft schnell und effektiv gegen unerwünschte Gerüche.
- Last but not least sollten Sie auch während des eintägigen Fastens dreimal täglich die Zähne putzen.

!

Wer darf die One-Day-Diät nicht durchführen?

Die One-Day-Diät ist so sanft und ungefährlich, dass es im Grunde keine Gegenindikationen gibt – im Gegenteil: Die One-Day-Diät aktiviert den Selbstheilungsprozess und entlastet die Organe. Bei vielen Erkrankungen wird die One-Day-Diät daher die Genesung fördern. Dennoch sollten Sie natürlich immer Ihren gesunden Menschenverstand walten lassen.

- Bei schweren, lebensbedrohenden Krankheiten, die mit Gewichtsabbau einhergehen, wie etwa bei fortgeschrittenen Krebserkrankungen, sollte die One-Day-Diät natürlich nicht ausgeführt werden.
- Das Gleiche gilt unmittelbar nach Operationen sowie bei extremer körperlicher Schwäche oder behandlungsbedürftigen seelischen Störungen.

- Bei Kindern und Schwangeren sollte prinzipiell immer zunächst der Arzt befragt werden, bevor eine Diät durchgeführt wird.

Die Wahl des richtigen Tages

Am besten eignet sich der Montag für die One-Day-Diät, doch grundsätzlich können Sie auch jeden beliebigen anderen Wochentag auswählen. Ihrem Körper ist es schließlich vollkommen gleichgültig – er »freut« sich auf jeden Fall über seinen Urlaubstag und die Chance, sich von belastenden Stoffen zu befreien.

Erfahrungsgemäß gelingt die One-Day-Diät am besten, wenn Sie einen festen Wochentag dafür auswählen. Manche Menschen führen die One-Day-Diät am liebsten sonntags aus, da das Fasten ihnen an einem freien Tag besonders leicht fällt. Doch für welchen Tag Sie sich auch entscheiden – indem Sie immer den gleichen Tag wählen und diesen in Ihrem Kalender mit »One-Day-Diät« markieren, schaffen Sie schnell eine neue Gewohnheit. Und da Menschen nun einmal Gewohnheitstiere sind, werden Sie in kürzester Zeit ganz automatisch das Bedürfnis entwickeln, an diesem einen Tag auf feste Nahrung zu verzichten.

Ob Sie für Ihren »Essenspausentag« den Montag, Dienstag, Mittwoch oder doch lieber das Wochenende auswählen, ist letztlich Ihre individuelle Entscheidung. Wichtig ist aber, dass Sie einem festgelegten Rhythmus folgen.

Der Montag ist der beste (One-Day-Diät-)Tag

Aus praktischen, gesellschaftlichen und psychologischen Gründen ist Montag eindeutig der günstigste Tag für die One-Day-Diät. Zum einen können Sie kulinarische Wochenendsünden am besten ausgleichen, indem Sie gleich montags einen Fastentag einlegen. Zum anderen ist der Montag der erste und wichtigste Schritt in die neue Woche. Die One-Day-Diät unterstützt einen bewussten und aktiven Wochenbeginn. Doch warum schenkt Ihnen die One-Day-Diät mehr Tatkraft, wenn Sie dabei doch auf feste Nahrung verzichten? Ganz einfach: Weil Ihr Körper sich durch das eintägige Fasten viel Arbeit spart. Der Verdauungsprozess verbraucht eine Menge Energie – Experten sprechen von 20 bis 30 Prozent der Gesamtenergie, die dem Organismus zur Verfügung steht.

Essen ist Arbeit für den Körper

Wann fühlen Sie sich besonders leistungsfähig und fit? Wenn Sie nach einer schweren, fettreichen Mahlzeit und einem Glas Bier an Ihren Arbeitsplatz zurückkehren müssen? Wohl kaum! Schließlich ist ein voller Bauch nicht nur für geistige, sondern auch für körperliche Arbeit hinderlich. Kein Sportler käme auf die Idee, vor einem 1000-Meter-Lauf einen Schweinebraten oder eine Sahnetorte zu essen! Der Grund: Die Aufnahme und das Verwerten der Nahrung ist anstrengende Arbeit. Die Darmperistaltik sorgt durch ständige Muskelkontraktionen dafür, dass der Darminhalt weitertransportiert werden kann. Und die Arbeit findet nicht nur auf der mechanischen, sondern auch auf der chemischen Ebene statt, wo alle Nährstoffe aufgespaltet und an die Zellen weitergeleitet werden müssen.

Hochleistungen mit leerem Magen

Wird die Verdauungsenergie eingespart, kommt es oft zu unerwarteten Energieschüben. Selbst in langen Fastenperioden stehen dem Körper noch genug Reserven aus seinen Depots zur Verfügung. Unser Organismus kann wochenlang ohne feste Nahrung leben und dabei leistungsfähig bleiben.

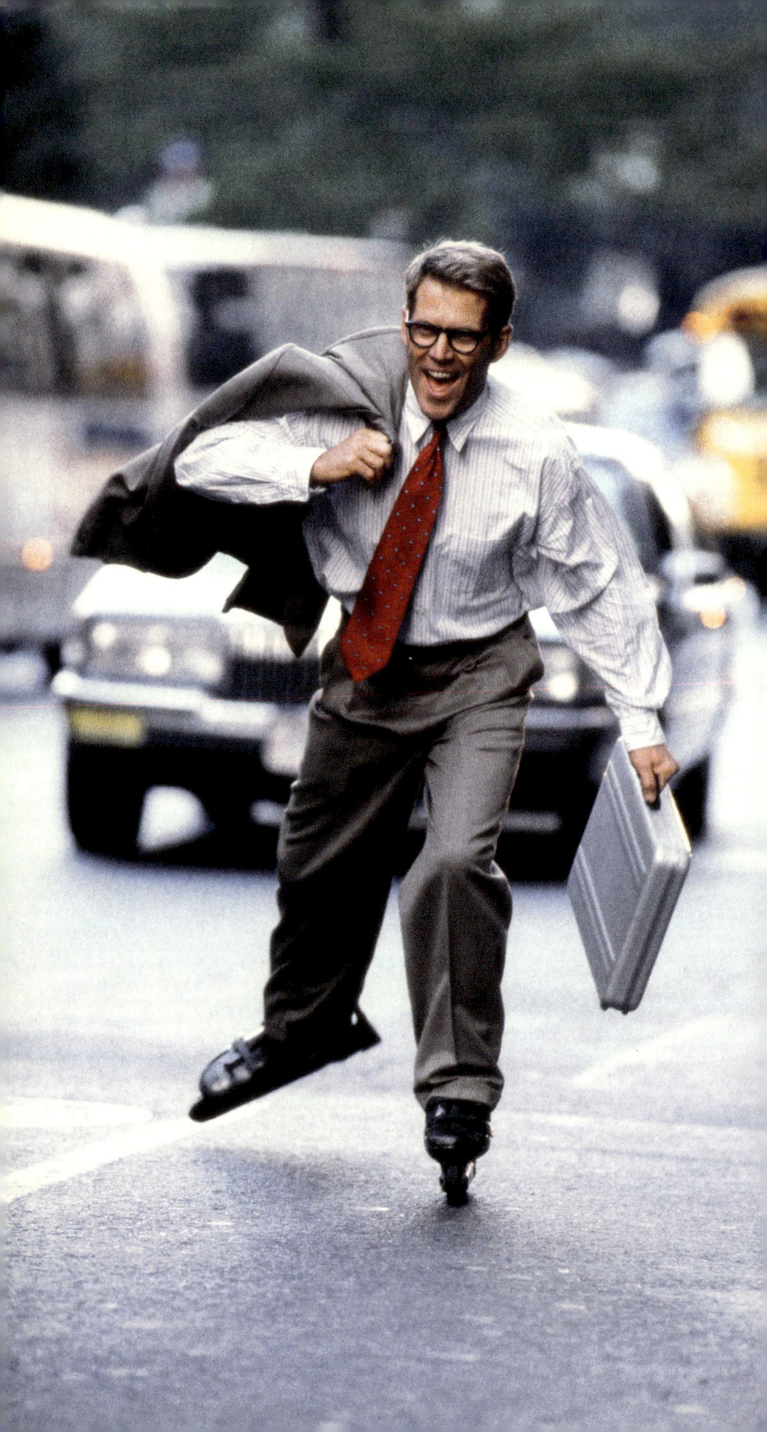

Ein guter Start in die Woche

Natürlich werden Sie es an einem Montag nicht schaffen, sieben Kilogramm Gewicht zu verlieren – aber das sollen Sie ja auch gar nicht. Sie werden jedoch spüren, dass auch ein einzelner Fastentag Ihr Gewicht reduziert und Sie entlastet. Es fühlt sich eben sehr gut an, wenn plötzlich neue Energien in Körper und Seele erwachen. Die One-Day-Diät wird Ihre innere Haltung verändern: Viele Menschen sehen dem Beginn der Woche mit Grauen entgegen. Sie kommen kaum aus dem Bett, fühlen sich überfordert und würden sich am liebsten krank melden – und dabei leiden sie eigentlich nur an einem Energiedefizit. Wer montags die One-Day-Diät durchführt, hat viel mehr »Treibstoff« zur Verfügung, startet mit aufgeladenen Batterien in die Woche und ist für die Herausforderungen des Alltags bestens gewappnet.

Wochenend-Sünden ausgleichen

Wenn Sie für die One-Day-Diät den Montag wählen, erleichtern Sie sich dadurch den Start in die Woche enorm. Doch das Fasten am Montag ist auch zu empfehlen, um Wochenend-Sünden wieder gutzumachen. Das Wochenende ist nun einmal ideal, um sich nach einer harten Arbeitswoche zu erholen und ein bisschen zu verwöhnen! Andererseits müssen Sie aber auch etwas unternehmen, denn die »Wochenendkalorien« verschwinden nicht von selbst.
Die One-Day-Diät verlangt von Ihnen nicht, dass Sie zum Asketen werden. Genießen Sie Ihr Wochenende ruhig. Natürlich heißt das nicht, dass Sie jegliche Kontrolle aufgeben sollen. Exzesse haben schließlich wenig mit Genuss zu tun. Indem Sie den Montag für die One-Day-Diät reservieren, können Sie dem allzu zivilisierten Appetit entgegenwirken und viele kleine Sünden ausgleichen. Der gewichtsreduzierende Effekt ist aber natürlich dann um so stärker, wenn Sie am Wochenende nicht zu sehr über die Stränge schlagen.

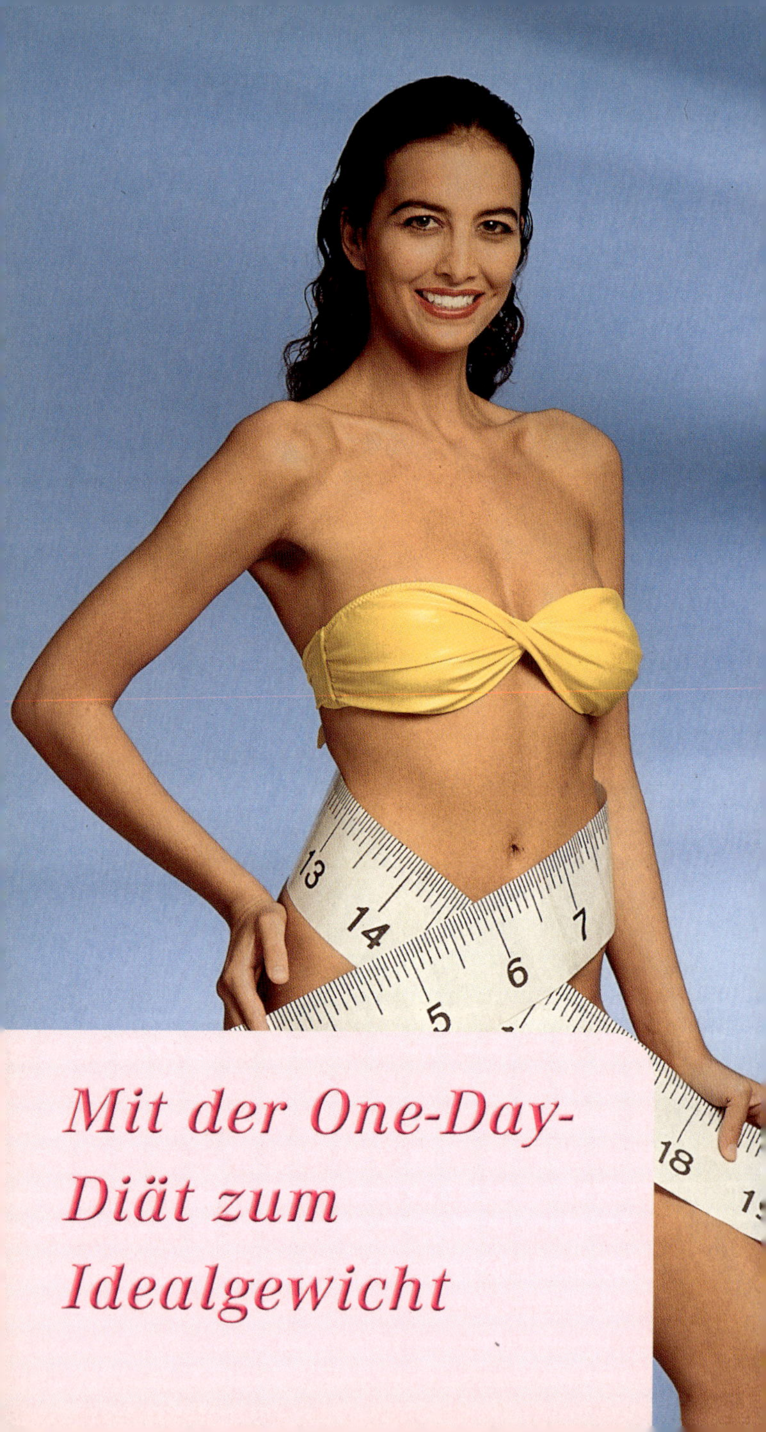

Mit der One-Day-Diät zum Idealgewicht

Sicher wird es Sie freuen, dass die One-Day-Diät Ihre Organe entlastet und Sie gesund und fit hält. Vielleicht geht es Ihnen aber in erster Linie um Ihre schlanke Linie. Möglicherweise liegen Ihnen die gesundheitlichen Wirkungen weniger am Herzen, und Sie möchten einfach nur Gewicht verlieren. Auch dafür ist die One-Day-Diät eine sehr wirkungsvolle Methode.

Entlasten Sie Ihre Verdauungsorgane!

Wenn Sie an Übergewicht leiden, hat dies nicht nur unschöne Folgen für Ihre Figur und Attraktivität. Es zeigt auch, dass Ihre Verdauungsorgane überlastet sind und Schlacken und Giftstoffe Ihrem Organismus schwer zusetzen.
Es gibt viele Signale, die darauf hindeuten, dass übermäßige und falsche Ernährung Ihrer Gesundheit schadet. Dazu gehören beispielsweise Erschöpfung, Kopfschmerzen, eine laufende Nase, häufig wiederkehrende Erkältungen oder auch eine unreine Haut.

Freistunden für Magen und Darm

Verwöhnen Sie sich ruhig, aber helfen Sie Ihrem inneren Arzt auch dabei, Ihre Gesundheit zu schützen, indem Sie einmal in der Woche einen Tag lang fasten. Bedenken Sie, dass Ihre Verdauungsorgane 24 Stunden am Tag für Sie arbeiten! Sie sind sozusagen im Dauereinsatz, so wie Schwerstarbeiter, die keinen Tag Urlaub im Jahr bekommen ...
Wollen Sie das Ihrem Körper wirklich antun? Wohl kaum! Gönnen Sie Ihren inneren Organen also einmal wöchentlich eine Verschnaufpause. In dieser Zeit können sie »Altlasten« entsorgen und sich von belastenden Ernährungsgewohnheiten erholen. Fette Speisen – von Pommes frites mit Mayonnaise über Käse-Schinken-Toast bis hin zu Vanilleeis mit Sahne – erfordern einen enormen Energieaufwand. Und

auch jeder Tropfen Alkohol führt dazu, dass Darm, Leber und Nieren »Überstunden« machen müssen.

!

So kommt es zu Schlacken

Normalerweise kann der menschliche Körper Gifte recht gut ausscheiden. Doch gerade dann, wenn Sie sich jahrelang ungünstig ernähren und/oder sich mit Alkohol oder Nikotin belasten, werden im Gewebe Schlacken abgelagert. Auf Dauer versagt eben selbst die beste Reinigungskolonne.

Gifte und Schlacken loswerden

Durch die One-Day-Diät schalten Sie immer wieder einen Pausentag für Ihre Organe ein und ermöglichen es, dass die Billionen von Körperzellen optimal mit Energie versorgt werden. Während des Fastentages stellt sich Ihr körpereigenes Energieprogramm um: Beim normalen Energieprogramm wird Nahrung aufgenommen, verdaut, verwertet und ausgeschieden – die Verdauungsarbeit ist dabei beträchtlich. Beim Fasten-Energieprogramm greift der Körper auf die inneren Fett- und Eiweißdepots zurück; dabei werden Giftstoffe ganz von selbst ausgeschieden.

Stoffwechselzentrale – die Leber

Sie ist das größte innere Organ. In der Leber werden Vitamine, Zucker und Eisen gespeichert, außerdem finden hier auch die Eiweißverarbeitung und der Fettstoffwechsel statt. Die »Entgiftungszentrale« des Körpers spielt bei der Ausscheidung schädlicher Fremdstoffe eine zentrale Rolle.

Hochleistungsfilter – die Nieren

An einem einzigen Tag filtern Ihre Nieren das gesamte Blut Ihres Körpers etwa 300-mal. Auch die Nieren sind wichtig für die Reinigung des Körpers, werden doch über den Harn viele Schadstoffe und Gifte ausgeschieden. Nicht nur während der One-Day-Diät, sondern auch an den übrigen Wochentagen sollten Sie viel Flüssigkeit aufnehmen, um Ihre Nieren durchzuspülen.

Viel strapaziert – der Magen

Durch die Speiseröhre gelangt die Nahrung zunächst in den Magen. Hier sorgt der Magensaft dafür, dass die Nahrung vorverdaut werden kann. Durch das abwechselnde Zusammenziehen und Entspannen der Magenmuskulatur wird die Nahrung gründlich mit Magensaft vermischt und langsam an den Zwölffingerdarm, den oberen Abschnitt des Dünndarms, weitergeleitet. Falls Sie einen empfindlichen Magen haben, sollten Sie auf Kaffee verzichten und sich für das Essen immer viel Zeit lassen. Während der One-Day-Diät sollten Sie dann vor allem Wasser, Tees und Molke trinken, da Menschen mit empfindlichem Magen Obstsäfte selbst in verdünnter Form zuweilen schlecht vertragen.

Verdauungszentrum – der Darm

Der Darm ist das zentrale Verdauungsorgan und teilt sich in Dünn- und Dickdarm auf. Im etwa vier Meter langen Dünndarm wird die Nahrung gründlich vermischt. Nachdem die Bestandteile durch die Verdauungssäfte aufgespaltet wurden, gelangen sie über die Schleimhäute in die Blutbahn. Im Dickdarm werden dem Speisebrei die Flüssigkeit sowie Vitamine, Mineralstoffe und Salze entzogen. Die unbrauchbaren Bestandteile der Nahrung werden über den Mastdarm ausgeschieden.

> Ihr Darm liebt Bewegung. Ein täglicher Spaziergang von 20 Minuten hilft Ihrer Verdauung enorm auf die Sprünge. Um den Darm fit zu halten, sollten Sie außerdem immer viel trinken, ballaststoffreiche Nahrung zu sich nehmen und Fette meiden.

Hilft bei der Entgiftung – die Haut

Die Haut ist mit einer Fläche von rund zwei Quadratmetern das größte Organ des Menschen; über ihre Schweiß- und Talgdrüsen werden viele Abfallprodukte aus dem Organismus ausgeschieden. Auch Ihre Haut profitiert von der One-Day-Diät, bei der Sie ja viel Flüssigkeit zu sich nehmen. Nicht zuletzt wird Ihre Haut Ihnen dies durch ein gesünderes Aussehen danken.

!

Die Hautfunktionen anregen

Um die Entgiftung über die Haut zu fördern, sollten Sie auf parfümierte Pflegeprodukte verzichten und weitgehend neutrale Waschlotionen und Seifen verwenden. Die Hautfunktion können Sie durch kalte Waschungen oder wechselwarmes Duschen auf Trab bringen.

Abnehmen mit dauerhaftem Erfolg

Durch die One-Day-Diät können Sie ganz einfach abnehmen: Indem Sie an einem Tag auf das Essen verzichten, reduziert sich Ihre wöchentliche Kalorienaufnahme im Schnitt um ein Siebtel. Das sind immerhin zwischen 2000 und 3500 Kalorien, die Sie einsparen! An jedem Fastentag können Sie daher ohne weiteres ein bis zwei Pfund Gewicht verlieren.

Der Körper lernt Maß zu halten

Da Sie Ihren Körper während der One-Day-Diät durchspülen und viel Wasser und spezielle Fatburner-Drinks zu sich nehmen, kann der Zeiger der Waage oft sogar noch deutlich tiefer sinken. Hinzu kommt, dass die One-Day-Diät Ihr Gespür für das richtige Maß entwickelt und Sie allmählich auch an den übrigen Wochentagen weniger essen werden. Von Woche zu Woche werden die Erfolge immer offensichtlicher.

Doch beachten Sie: Die One-Day-Diät ist keine Crash-Diät. Nehmen Sie sich Zeit! Wenn Sie dauerhaft abnehmen möchten, müssen Sie Ihren Körper regelmäßig entlasten, nicht nur einmal für ein paar Tage, sondern Woche für Woche.

Finger weg von Crash-Diäten

Glauben Sie, dass es übertrieben ist, sich einige Wochen Zeit zu nehmen, um seine Traumfigur zu erreichen und ungünstige Ernährungsmuster umzuprogrammieren? Dann machen Sie sich klar, dass Sie für den vollen Rest Ihres Lebens von diesen positiven Veränderungen profitieren werden. Was sind schon ein paar Wochen in Anbetracht der vielen Jahre oder Jahrzehnte, die Sie schlank, gesund und fit verbringen werden? Falls Sie jetzt noch nicht überzeugt sind, können Sie es vermutlich kaum erwarten, Ihr Idealgewicht zu erreichen. Doch auch dann sollten Sie die Finger von gesundheitsbelastenden und frustrierenden Crash-Diäten lassen! Lesen Sie stattdessen lieber die »Tipps für Eilige« (siehe Seite 56ff.). Sie steigern die gewichtsreduzierenden Effekte der One-Day-Diät in hohem Maße.

Fit ohne »Jo-Jo«

Sicher kennen auch Sie den berühmten »Jo-Jo -Effekt«: Durch mehrtägige oder gar mehrwöchige Crash-Diäten wird Ihr Körper in Alarmbereitschaft versetzt. Das Überlebensprogramm Ihres Organismus führt dazu, dass nach einer Hungerkur schnell wieder Fettreserven angelegt werden. Selbst wenn Sie nach einer längeren Diät relativ wenig essen, sorgt das Notprogramm Ihres Körpers dafür, dass Sie für die nächste Krisenzeit schnell wieder genügend Gewicht auf den Hüften tragen.

Mehr als 90 Prozent aller Menschen, die eine der vielen einseitigen Crash-Diäten durchgeführt haben, essen sich die verlorenen Pfunde innerhalb kürzester Zeit wieder an!

Frustrierend – das Auf und Ab der Waage

Wenn Sie jetzt versuchen, dem allzu schnell wiedergewonnenen Gewicht durch die nächste Diät entgegenzuwirken, ist der Jo-Jo -Effekt gewiss: Der Zeiger der Waagschale geht auf und ab wie ein Jo-Jo. Das Dumme daran: Sie werden nicht nur frustriert, sondern richten auch ein Chaos in Ihrem Energiestoffwechsel an.

Die One-Day-Diät führt nicht dazu, dass Ihr Körper rebelliert. Ganz im Gegenteil – die kurzzeitige Entlastung tut ihm sehr gut, und er wird sich daran »erinnern«. Erfahrungsgemäß dauert es nicht lange, bis der Körper regelmäßig nach einem »Urlaubstag« verlangt.

Ein Tag löst keinen »Hungeralarm« aus

Ein Tag ohne feste Nahrung war schon bei unseren steinzeitlichen Vorfahren gang und gäbe. Während lang andauernde Diäten Stress erzeugen, ist unser Körper auf kurzfristigen Nahrungsentzug gut vorbereitet. Ein einzelner Fastentag ist außerdem eine viel zu kurze Zeitspanne, als dass das Unterbewusstsein das Signal »Hungerzeit« empfangen und sein Notprogramm starten könnte. Durch die One-Day-Diät geht der Zeiger an der Waage daher im Laufe der Zeit immer weiter bergab. Dies geschieht ohne »Crash« und ohne »Jo-Jo-Effekt« auf sanfte und gesunde Weise – und zwar so lange, bis Sie Ihr optimales Gewicht erreicht haben!

Umdenken und Gewicht verlieren

Der Grund dafür, dass die One-Day-Diät so gut funktioniert, liegt in ihrer »Psychologie«. Jede effektive Diät arbeitet mit dem Menschen und nicht gegen ihn. Solange Sie sich zwingen müssen und gegen Ihre natürlichen Bedürfnisse handeln, können Sie nie dauerhaft schlank werden. Aus diesem Grunde können Sie auch so viele Radikalkuren durchführen,

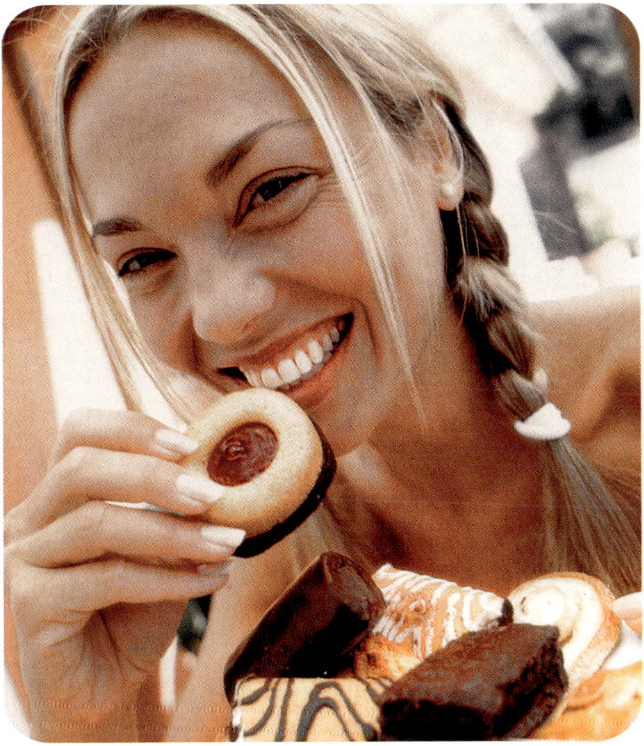

wie Sie wollen, Sie werden doch immer wieder »rückfällig« werden. Es ist daher wichtig, dass Sie zunächst lernen umzudenken. Die One-Day-Diät löst den Umdenkprozess automatisch aus und befreit von alten »Suchtmechanismen«.

Kontrollierten Genuss erlernen

Vielleicht klingt das Wort »Sucht« etwas hart in Ihren Ohren. Doch tatsächlich sind viele von uns geradezu süchtig nach Essen! Das zeigt sich darin, dass sie die Kontrolle über ihr Essverhalten verlieren und zu schädlichen Genuss- und belastenden Nahrungsmitteln greifen.

Die Ursache dafür, dass so viele Menschen in die »Ess-Suchtfalle« tappen, liegt zunächst einmal darin, dass Essen bekanntlich eine sehr schöne Sache ist. Durch das Essen werden Sie nicht nur körperlich satt, sondern Sie empfinden dabei auch sehr angenehme Gefühle. Wenn Sie einen Säugling beobachten, der an der Brust seiner Mutter trinkt, wird Ihnen klar, dass die Nahrungsaufnahme auch seelisch befriedigt, da sie Wärme und Geborgenheit vermittelt.
Probleme mit Übergewicht tauchen immer erst dann auf, wenn hinter den Signalen »Hunger« und »Appetit« weniger körperliche als vielmehr seelische Bedürfnisse stecken!

Essen als Trost und Belohnung

Unser Körper braucht nur wenig Nahrung. Er ist schnell befriedigt. Und so liegt der Grund für Übergewicht und schädliches Essverhalten nicht im körperlichen, sondern im seelischen Bereich. Wenn Ihr Unterbewusstsein einmal gelernt hat, dass Essen Geborgenheit schenkt, fallen Sie immer wieder auf das gleiche Programm herein: Süßigkeiten, fette Mahlzeiten und Genussmittel werden als »kleine« Belohnungen oder als Trost benutzt. In schwierigen Lebenssituationen kann Essen sogar als letzte Flucht aus dem Unglück erscheinen, der/die Betroffene isst sich buchstäblich Kummerspeck an. Dass Essen emotionale Bedürfnisse letztlich nicht befriedigen kann, wird dabei meist vergessen.

Ausgefahrene Bahnen verlassen

Vielleicht wissen Sie selbst, wie es sich anfühlt, wenn Ihre Ess-Gelüste mit Ihnen durchgehen? Zwar sagt Ihr Kopf: »Ich muss jetzt endlich abnehmen!«, doch Ihre Gefühle sagen: »Essen tut so gut, man muss sich doch auch etwas gönnen.« Und dass im Zweifelsfall immer die Gefühle siegen, das bemerken Sie spätestens dann, wenn die neue Hose, die gestern noch gepasst hat, heute schon wieder kneift ...

Wie können Sie dieses Problem lösen? Wie können Sie lernen, die Kontrolle zu übernehmen und zu vermeiden, dass Ihre Esslust-Mechanismen immer wieder mit Ihnen durchgehen? Das ist einfacher, als Sie denken: Verlassen Sie den alten Weg und probieren Sie einen neuen aus, indem Sie einfach mit der One-Day-Diät beginnen!

So durchbrechen Sie schädliche Essmechanismen

Entdecken Sie andere Möglichkeiten, Ihre Bedürfnisse zu befriedigen. Finden Sie Alternativen zur Sahnetorte. Durch die One-Day-Diät bekommen Sie mehr Energie.

- Diese Power können Sie zum Beispiel für Ihre Kreativität nutzen: Malen Sie, musizieren Sie, spielen Sie Schach oder kaufen Sie sich einen Fotoapparat.
- Werden Sie körperlich aktiv, ohne zu übertreiben. Es genügt, täglich einen flotten Spaziergang einzulegen. Bei uns in Amerika nennt man das »Walking«. Wenn Sie etwas fitter sind, können Sie dann zum Joggen übergehen.
- Natürlich können Sie auch andere Sportarten testen. Schnell werden Sie die Erfahrung machen, dass Kreativität und Sport Sie viel tiefer befriedigen können als Essen.

Jetzt ist der richtige Zeitpunkt

Entscheiden Sie sich! Alles beginnt mit einer bewussten Entscheidung. Wollen Sie die One-Day-Diät wirklich ausprobieren? Wenn ja, dann nehmen Sie sich vor, nicht nur eine oder zwei Wochen durchzuhalten, sondern regelmäßig zu fasten. Es wird Ihnen leichter fallen, als Sie glauben. Nichts essen ist einfacher als wenig essen: Wenn Sie an Ihrem Fastentag auch nur einen Joghurt essen, haben Sie alten Suchtmechanismen Tür und Tor geöffnet.

Ein Akt der Selbstbefreiung

Lernen Sie, dass Sie jederzeit die Zügel in der Hand haben. Befreien Sie sich von alten Mechanismen, die Sie letztendlich doch unglücklich machen. Die One-Day-Diät zeigt Ihnen, wie einfach es ist, einen Tag lang auf das Essen zu verzichten. Längere Diäten oder mehrtägige Fastenkuren sind nicht jedermanns Sache. Aber einen einzelnen Tag auf Essen verzichten, das kann wirklich jeder! Mit jeder Woche, in der Sie die One-Day-Diät durchführen, kappen Sie einen Strang des Seils, das Sie zum Sklaven Ihrer Esslüste macht.
Erfahren Sie durch die One-Day-Diät, dass Verzicht nichts damit zu tun haben muss, die Zähne zusammenzubeißen. Während der One-Day-Diät können Sie verschiedene Getränke aufnehmen, die Sie ausreichend mit Vitalstoffen versorgen und für gute Laune sorgen. Die One-Day-Diät hat nichts mit Hungern zu tun. Es geht vielmehr um die bewusste Entscheidung, seiner Gesundheit und seinem Aussehen etwas Gutes zu tun.

Erfolgserlebnisse durch kleine Verzichte

Durch die One-Day-Diät wird Ihr Unterbewusstsein schnell lernen, dass auch der kurzzeitige und gezielte Verzicht auf Nahrung Glücksgefühle auslösen kann. Da die Strecke kurz ist (es geht ja nur um 24 Stunden), können Sie sich darauf verlassen, dass Sie Erfolgserlebnisse haben werden. Erfolg fühlt sich gut an. Und so wird Ihr Unterbewusstsein nach Wegen suchen, die Zufriedenheit, die in der Mäßigung liegt, auch außerhalb der Fastentage zu finden.

Versuchen Sie doch einmal, für einige Tage ganz auf Schokolade verzichten. Oder lassen Sie ab und zu das Dessert oder sogar das Abendessen ausfallen.

Setzen Sie die Idee der One-Day-Diät auch gegen andere Suchtmechanismen ein: Vielleicht möchten Sie ja an einem festen Wochentag auf Alkohol, an einem anderen auf Süßigkeiten oder Fleisch verzichten. Und wie wär's mit einem fernsehfreien Sonntag? Der Experimentierfreude sind hier ebenso wenig Grenzen gesetzt wie den positiven Erfahrungen, die Sie dabei sammeln werden.

Sensibel werden für gute Ernährung

Sobald Sie mit der One-Day-Diät beginnen, werden Sie etwas Interessantes feststellen: Die One-Day-Diät verändert Ihr Bewusstsein für das Essen. Sie fangen ganz von selbst an, zu unterscheiden: Tut mir dieses Nahrungsmittel gut, bringt es mir Energie oder belastet es mich und macht es mich dick? Ihre Sensibilität wird sich entwickeln, und ohne dass Sie groß darüber nachzudenken brauchen, werden Ernährungsfehler allmählich verschwinden. Die Intelligenz, die Sie dabei leiten wird, ist die Intelligenz Ihres Gespürs, nicht die Ihres Verstandes. In dem Maße, in dem Sie die Kontrolle über Ihr Essverhalten zurückgewinnen, werden Dickmacher ihren Reiz immer mehr verlieren.

Zehn gute Gründe, sofort zu beginnen

Hier finden Sie zur Ermutigung die Vorteile der One-Day-Diät noch einmal im Überblick. Durch die One-Day-Diät:

1. Nähern Sie sich Schritt für Schritt Ihrer Traumfigur.
2. Nehmen Sie garantiert langfristig ab.
3. Entgiften Sie Ihren Körper.
4. Tun Sie Ihrem Magen, Ihrem Darm, Ihrer Leber, Ihren Nieren und Ihrer Haut etwas Gutes.
5. Bekommen Sie mehr Energie für den Start in die Woche.
6. Gleichen Sie Wochenend-Sünden aus.
7. Programmieren Sie Ihr Essverhalten problemlos um.
8. Ersparen Sie sich Diätfrust und behalten Ihre gute Laune.
9. Fühlen Sie sich nach kurzer Zeit fit und leistungsfähig.
10. Lernen Sie, dass Sie gleichzeitig abnehmen und Ihr Leben genießen können.

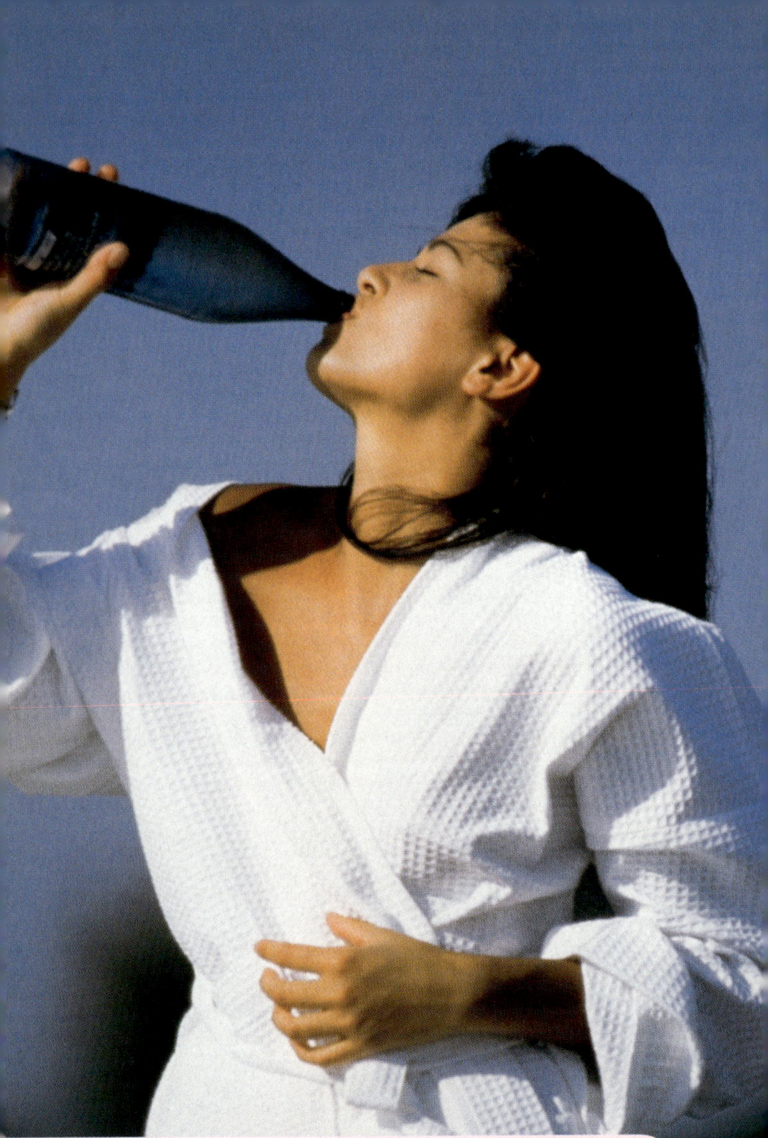

Die One-Day-Diät in der Praxis

Im Gegensatz zu den meisten anderen Diäten ist die One-Day-Diät vollkommen unkompliziert. Die goldenen Regeln der One-Day-Diät besagen, dass Sie an einem Tag der Woche keine feste Nahrung zu sich nehmen, dafür aber viel trinken sollen. Wasser, Fatburner-Drinks, Molke, Säfte und spezielle Tees spülen den Körper durch und lassen unansehnliche Fettpölsterchen schnell dahinschmelzen.

Aller Anfang ist nicht schwer!

Es heißt ja eigentlich: »Aller Anfang ist schwer.« Und oft stimmt das ja auch: Wenn Sie beispielsweise ein Musikinstrument erlernen wollen, müssen Sie erst einmal die Noten lesen können. Und wenn Sie eine der vielen herkömmlichen Diäten machen möchten, müssen Sie zunächst die Rezepte studieren und anschließend einen Einkaufsmarathon durch Supermarkt, Gemüseladen, Reformhaus und Apotheke hinlegen, vom Aufwand am Kochtopf ganz zu schweigen. Bei der One-Day-Diät ist es viel einfacher, an den Start zu gehen. Sie müssen nicht einmal das Haus verlassen, denn wenn Sie möchten, können Sie die One-Day-Diät auch einfach nur mit Leitungswasser durchführen.

Für die etwas elegantere Variante benötigen Sie lediglich Mineralwasser sowie einige Tees und Fatburner-Drinks. Sie können diese Getränke auf Vorrat einkaufen, denn sie werden nicht schlecht, sofern sie kühl gelagert und verschlossen aufbewahrt werden. Auch in Bezug auf die Disziplin fällt der Start leicht, denn schließlich nehmen Sie dabei einfach nur einen Tag lang bestimmte Getränke zu sich.

Sie müssen also weder auf jeden Bissen achten noch Kalorien zählen oder Ihre Speisen in besonderer Art und Weise zubereiten. Mit der One-Day-Diät können Sie sofort beginnen. Das Einzige, was Sie dabei tun müssen, ist, auf Ihren One-Day-Diät-Tag zu warten, und schon kann es losgehen.

Essen einfach vergessen

! Eines der wichtigsten Gesetze der One-Day-Diät lautet: »Nichts essen ist viel einfacher als wenig essen!« Trinken Sie am Fastentag Ihre Getränke und machen Sie sich keinerlei Gedanken zum Thema »Essen«! So entgehen Sie vielen »Diätneurosen«, die dadurch entstehen, dass man sich immer darum bemühen muss, alles »richtig« zu machen.

Versuchungen aus dem Weg gehen

Ist schon der Anfang der One-Day-Diät leicht, so wird alles noch einfacher, wenn Sie sie regelmäßig durchführen. Der bewusste, nahezu kalorienfreie Entlastungstag wird schnell zur lieben Gewohnheit. Zwei bis drei Wochen genügen meist, und schon hat sich diese neue, wohltuende Gewohnheit in Ihrem Verhaltensmuster verankert. Und gute Gewohnheiten haben nun einmal die wunderbare Eigenschaft, dass sie die schädlichen ganz von selbst auslöschen.

Machen Sie sich die Sache nicht unnötig schwierig. Vermeiden Sie es anfangs lieber, an Ihrem Fastentag vor der Auslage einer Konditorei stehen zu bleiben oder einen Freund zum Pizzaessen zu begleiten. Es dauert nicht lange, bis Ihre Erfolgserlebnisse und Ihr neues Selbstwertgefühl Sie vor Versuchungen schützen. Dann wird es auch überhaupt kein Problem mehr für Sie sein, durch die Delikatessenabteilung Ihres Supermarktes zu schlendern. An den ersten vier bis fünf One-Day-Diät-Tagen sollten Sie sich jedoch kulinarischen Versuchungen besser nicht aussetzen.

Erste Regel: Nichts essen!

Die One-Day-Diät ist eine Form des Fastens: Sie fasten kurz (nur einen Tag lang), aber regelmäßig. Sie müssen dabei allerdings kein strenges Wasserfasten ausführen. Natürlich können Sie sich auf Wasser beschränken, wenn Sie das Gefühl haben, dass Ihnen das gut tun würde. Doch für alle, die es weniger asketisch lieben, werde ich verschiedene Fitness-Getränke empfehlen, die wertvolle Vitamine, Mineralstoffe und hochwertiges Eiweiß liefern.

Bei der One-Day-Diät sollten Sie auf alle üblichen Nahrungsmittel wie Brot, Getreide, Nudeln, Reis, Gemüse, Obst, Salate, Joghurt, Käse, Sahne usw. verzichten. Lassen Sie alles weg, was nicht lebensnotwendig ist.

Dennoch: Die Entgiftung, die Entschlackung und das Abnehmen funktionieren nur, wenn Sie einmal wöchentlich konsequent auf feste Nahrung verzichten! Die One-Day-Diät ist also keine Reduktionskost, sondern richtiges Fasten. Trinken Sie, aber essen Sie nichts.

Unabdingbar – eiserne Konsequenz

Während einige mit Wasser verdünnte Säfte getrunken werden dürfen, sollten Sie auf pure Säfte und auch auf Suppen verzichten. Bei der One-Day-Diät muss jegliche Form von Fett gemieden werden. Suppen werden oft mit etwas Butter, Oliven- oder anderen Pflanzenölen zubereitet. Theoretisch können Sie sich natürlich eine reine, fettfreie Gemüsebrühe zubereiten, dabei dürfen allerdings keine festen Gemüsebestandteile in der Suppe »auftauchen«; sonst bekommen Ihre Verdauungsorgane doch wieder Arbeit, die Sie Ihnen ja gerade ersparen wollen.

Bleiben Sie bei der One-Day-Diät absolut konsequent! Sicher – der kleine Joghurt schadet nicht wirklich; doch sobald Sie auch nur eine kleine Menge feste Nahrung zu sich nehmen, wird Magensaft produziert und der Appetit angeregt. Allzu leicht tappen Sie dann in die psychologische Falle und sagen sich: »Wenn ich schon einen Joghurt gegessen habe, kann etwas Reis auch nicht schaden.« Dass der Nutzen der One-Day-Diät dadurch zerstört wird, versteht sich von selbst.

Zweite Regel: Viel trinken!

Die zweite goldene Regel der One-Day-Diät besagt, dass Sie viel Flüssigkeit zu sich nehmen sollten. Stellen Sie sich einfach vor, dass Sie Ihren ganzen Verdauungstrakt, ja sogar das Gewebe und die Zellen gründlich »durchspülen« möchten. Wenn Sie Ihr Auto waschen, brauchen Sie schließlich auch ausreichend Wasser, um den Dreck wegzuspülen. Und so benötigen auch Darm, Nieren und die Haut zusätzliche Flüssigkeit, um die Entschlackungs- und Aufräumarbeiten optimal erledigen zu können.

Schon im Normalfall benötigt Ihr Körper täglich mindestens zwei Liter Flüssigkeit in Form von Getränken. Doch wenn Sie essen, können Sie darüber hinaus viel Flüssigkeit durch verschiedene Speisen aufnehmen. Obst und Gemüse bestehen beispielsweise bis zu 75 Prozent aus Wasser, und auch andere Nahrungsmittel wie Joghurt, Fisch, gekochter Reis usw. enthalten immer etwas Flüssigkeit.

Wenn Sie auf das Essen verzichten, müssen Sie Ihren Flüssigkeitsbedarf vollständig über Getränke abdecken. Ihr Körper braucht an seinem Entlastungstag außerdem mehr Flüssigkeit als sonst.

Trinken Sie sich fit

Für die One-Day-Diät gilt:

- Nehmen Sie mindestens drei Liter Flüssigkeit zu sich!
- Wenn Sie Sport treiben und/oder viel schwitzen, sollten es eher vier als drei Liter sein!
- Wenn Sie Fatburner-Drinks und Tees in die One-Day-Diät mit einbeziehen, sollten Sie dennoch mindestens 50 Prozent der Getränke in Form von Wasser aufnehmen!
- Verteilen Sie die Flüssigkeitsaufnahme über den ganzen Tag. Trinken Sie möglichst alle zwei Stunden mindestens 400 Milliliter Wasser, verdünnten Saft, Molke oder Tee!

Welche Getränke kommen in Frage?

Inzwischen wissen Sie, wie wichtig Flüssigkeit für das Abnehmen und Entgiften ist. Doch natürlich sind nicht alle Getränke gute Durstlöscher. Viele Erfrischungsgetränke und natürlich auch Alkohol enthalten zudem viele Kalorien und belasten den Körper. Dass der Reinigungseffekt dabei gleich Null ist, versteht sich von selbst.

Wissen Sie übrigens, wie viel Kalorien ein Liter Mineralwasser hat? Genau so viel wie 100 Liter – nicht eine einzige! Wasser steht im Mittelpunkt der One-Day-Diät. Darüber hinaus empfehle ich Ihnen einige bewährte Getränke, die Ihnen alle wichtigen Vitalstoffe liefern, das Abspecken beschleunigen und nebenbei noch dafür sorgen, dass die One-Day-Diät keine »geschmacklose« Sache wird.

Flüssige Kalorienbomben

Ein Liter Limonade oder Cola-Getränk enthält über 400 Kilokalorien, die gleiche Menge Bier sogar bis zu 600 Kilokalorien und ein Liter Rotwein um die 800 Kilokalorien. Für die One-Day-Diät können Sie solche Getränke nicht gebrauchen! Greifen Sie stattdessen zu gesunden und kalorienarmen Drinks. Ein Liter Holunderbeersaft hat beispielsweise nur 150 Kalorien.

!

Wasser – das A und (H_2)O

Wasser ist Leben: Wussten Sie, dass Ihr Körper zu über 60 Prozent, Ihr Blut sogar zu 90 Prozent aus Wasser besteht? Sie können für lange Zeit auf sämtliche Speisen und Getränke verzichten – doch Wasser benötigen Sie, um auch nur wenige Tage überleben zu können. Ohne Wasser trocknen Sie nämlich innerhalb kürzester Zeit aus wie eine »Dörrpflaume« – die Nieren versagen, und der Kreislauf bricht zusammen.

Wertvoll und alltäglich

Wasser löst zahlreiche Nährstoffe aus der Nahrung und sorgt dafür, dass alle Körperzellen über das Blut versorgt werden. Außerdem ermöglicht es den Nieren und der Haut, Abfallprodukte auszuscheiden. Da es die feste Nahrung aufquellen lässt, trägt Wasser ferner dazu bei, dass die Speisen durch den Darm transportiert werden können. Und das Beste: Nach fernöstlicher Auffassung macht Wasser Sie leicht und geschmeidig und bringt Ihre Lebensenergie im wahrsten Sinne des Wortes »in Fluss«. In der One-Day-Diät spielt Wasser die zentrale Rolle. Und nun fragen Sie sich wahrscheinlich, welches Wasser Sie denn am besten trinken sollten. Die Antwort ist einfach: Trinken Sie Leitungswasser und Mineralwasser! Zu diesen beiden Wassersorten können Sie nach Lust und Laune greifen.

Oft unterschätzt – Leitungswasser

Vielleicht glauben Sie, dass Ihr Leitungswasser sich weniger als Getränk als vielmehr zum Waschen und Zähneputzen eignet; doch da irren Sie sich. Gerade in Deutschland hat das Leitungswasser meist eine sehr gute Qualität. Da es strengsten Kontrollen gerecht werden muss, wird es bei der Wasseraufbereitung gründlich gereinigt. Störende organische und anorganische Stoffe werden durch Sieben, Filtration und andere Methoden entfernt, und so ist das Leitungswasser weitgehend frei von schädlichen Stoffen.

!

Das Wasserwerk gibt Auskunft

Wenn Sie Zweifel an der Qualität des Leitungswassers haben, sollten Sie sich bei Ihrem Wasserwerk danach erkundigen. In einigen Gegenden ist die Nitratbelastung zu hoch, sodass vor allem Schwangere und Kleinkinder das Wasser nur in begrenzter Menge aufnehmen und besser auf Mineralwasser ausweichen sollten.

Im Gegensatz zu Mineralwasser enthält Leitungswasser relativ wenig Mineralien, da mineralreiches Wasser in kürzester Zeit die Leitungen verstopfen würde. Für die One-Day-Diät gilt daher: »Abwechslung ist alles!« Sofern Ihr Trinkwasser eine gute Qualität aufweist, können Sie die benötigte Wassermenge zum Teil durch Leitungs-, zum anderen Teil durch verschiedene Mineralwassersorten decken.

Die Auswahl des Mineralwassers

Das Wichtigste ist, dass das Mineralwasser Ihrer Wahl Ihnen gut schmeckt. Jedes Wasser hat einen eigenen charakteristischen Geschmack und – wie es schon bei Goethe heißt – »eines schickt sich nicht für alle«.

Ihr Mineralwasser sollte möglichst wenig Kohlensäure enthalten. Kohlensäure belastet den Verdauungsapparat und wird von vielen Menschen schlecht vertragen. Wählen Sie also »stille« Sorten oder noch besser Mineralwasser ohne Kohlensäure.

Je bekömmlicher das Mineralwasser ist, desto besser kann es seine Reinigungsarbeiten erledigen. Das heißt ganz einfach, dass Wasser nicht zu kalt sein darf. Eisgekühlte Getränke reizen die Magenschleimhaut. Wenn Ihnen Mineralwasser mit Zimmertemperatur zu »langweilig« ist, können Sie leicht gekühltes Wasser verwenden.

Fatburner-Drinks für schnelle Erfolge

Bei der One-Day-Diät ist es günstig, neben Wasser auch bestimmte Fatburner-Drinks zu sich zu nehmen. Am einfachsten erzielen Sie einen Fettverbrennungs-Effekt, indem Sie sich das Leben ein wenig saurer machen. Sie können die positiven Wirkungen des Wassers enorm erhöhen, indem Sie ab und an beispielsweise zu Apfelessig und frisch gepresstem Zitronensaft greifen.

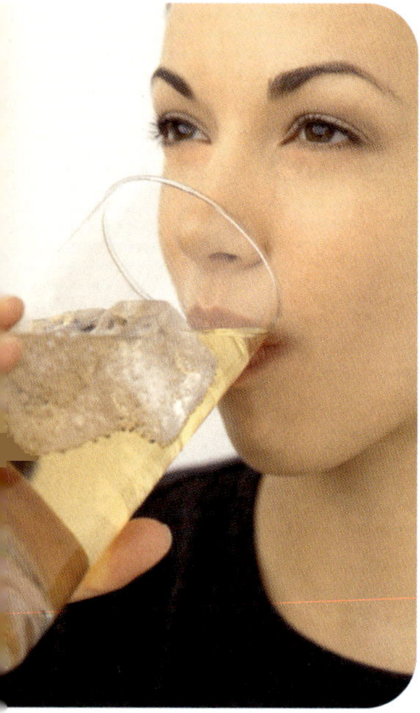

Apfelessig hat es in sich

Seit der amerikanische Arzt Dr. F. Jarvis (1881-1945) die Heilkräfte des Apfelessigs wiederentdeckt und publik gemacht hat, erfreut sich dieses einfache Naturheilmittel zunehmender Beliebtheit. Tatsächlich ist der Apfelessigtrunk reich an wertvollen Vital- und Mineralstoffen und hilft der Verdauung auf die Sprünge. Apfelessig enthält zahlreich Vitamine (A, B_1, B_2, B_6, Betakarotin, C und E) sowie wichtige Mineralstoffe und Spurenelemente. Darüber hinaus liefert Apfelessig noch andere wertvolle Substanzen wie Pektin, Tannin, Bioflavonoide, Aldehyde, Enzyme und organische Säuren, allen voran die Essigsäure. Diese unterstützt die Verdauung von Kohlenhydraten und Fetten in hohem Maße! Apfelessig ist somit ein einfacher und wirkungsvoller Fatburner.

Der schnelle Fatburner-Drink

Um den Fettstoffwechsel anzukurbeln, genügen kleine Mengen: Sie benötigen 1 Teelöffel naturtrüben Apfelessig und 1 Teelöffel dünnflüssigen Honig. Geben Sie das Ganze einfach in ein großes Glas Wasser oder Mineralwasser und vermischen Sie alles mit einem Schneebesen. Der Honig ergänzt die heilenden Wirkungen des Apfelessigs: Er enthält wertvolle Substanzen, die sogar Mikroorganismen abtöten, und mildert den sauren Geschmack des Apfelessigs ab.

Saures vor dem Frühstück

Um die gewichtsreduzierenden, reinigenden Wirkungen der One-Day-Diät zu unterstützen, sollten Sie morgens gleich nach dem Aufstehen ein Glas Apfelessigtrunk in kleinen Schlucken zu sich nehmen.

!

Zitronensaft dämpft den Appetit

Der frisch gepresste Saft einer halben Zitrone genügt vollkommen, um aus einem Glas Wasser einen Fatburner-Drink zu machen. Ebenso wie Apfelessig unterstützt auch Zitrone die Fettverbrennung. Der saure Geschmack dämpft den Appetit, und nicht zuletzt schützt das enthaltene Vitamin C gegen Infektionen – ein willkommener Effekt besonders in der kalten Jahreszeit.

Altbewährtes Naturheilmittel – Holunder

Die Blüten und Beeren des Holunderstrauches werden innerhalb der Naturheilkunde vielfältig genutzt. Während unsere Großeltern die heilsamen Wirkungen dieser Pflanze noch kannten, ist Holunder heute schon lange nicht mehr in aller Munde.

Dennoch spielt Holunder in der One-Day-Diät eine wichtige Rolle: Gerade dann, wenn Sie die One-Day-Diät nicht ausschließlich mit Wasser durchführen wollen, sollten Sie sowohl Holundersaft als auch Holundertee regelmäßig in Ihre Kur mit aufnehmen.

Warum empfehle ich Ihnen für die Durchführung der One-Day-Diät ausgerechnet Holunder? Ein wichtiger Grund ist, dass die vor allem an Hecken und Waldrändern wachsende Pflanze zahlreiche wertvolle Biostoffe enthält, die Sie während des Fastentages gut gebrauchen können. Holunderbeeren enthalten:

- Vitamin C: 100 g Beeren enthalten etwa 180 mg Vitamin C. Es schützt Ihre Zellen und verbessert die Sauerstoffaufnahme des Organismus.
- Kalium: Holunder gehört zu den besten natürlichen Kaliumlieferanten. Kalium harmonisiert Ihren Wasserhaushalt und unterstützt die Nierenfunktion.
- Niacin: Holunder unterstützt Ihre Niacinversorgung in hohem Maße und hält damit Darm und Haut gesund. Wenn Sie während der One-Day-Diät in die Arbeit gehen, folgt hier noch eine gute Nachricht: Niacin stärkt Ihre Konzentration!
- Karotinoide: 100 g Holunderbeeren enthalten mindestens 350 mg Karotinoide. Diese Biostoffe stärken Ihre Immunabwehr, schützen die Magen- und Darmschleimhäute und wirken entzündungshemmend.

Holunder bringt den Stoffwechsel in Schwung

Für die One-Day-Diät ist aber besonders die energetische Wirkung des Holunders interessant. Holunder aktiviert die Wärmeprozesse im Körper. Nach dem Genuss von Holundersaft oder besonders Holundertee kommen Sie geradezu »ins Schwitzen«. Die Wärme signalisiert Ihnen, dass Ihr Stoffwechsel angeregt wird. Die energetische Ursache für viele chronische Erkrankungen liegt in der mangelnden Durchwärmung unseres Körpers. Während unsere Vorfahren körperlich noch sehr aktiv waren, sind wir oft die reinsten Bewegungsmuffel. Die Folge: Der Körper wird nicht ausreichend durchwärmt und kann Giftstoffe nicht mehr optimal ausscheiden. Holunder beseitigt dieses Problem.

Trinken Sie während der One-Day-Diät täglich 1 bis 2 kleine Gläser Holundersaft – entweder pur oder mit Wasser gemischt. Vor allem im Winter sollten Sie zusätzlich täglich einen heißen Holundertee trinken. Dazu übergießen Sie 1 Esslöffel Holunderblüten (getrocknet) mit 400 ml Wasser. Las-

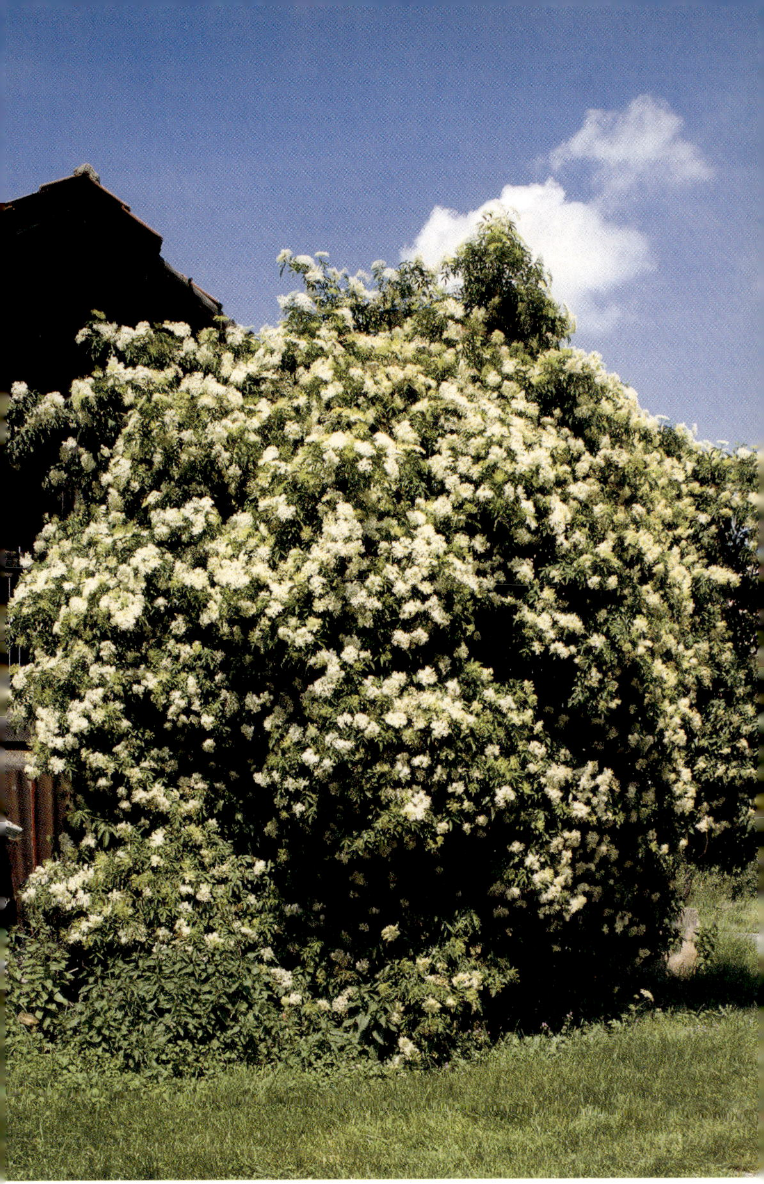

sen Sie das Ganze 10 Minuten zugedeckt ziehen und seihen Sie anschließend ab. Auf Wunsch können Sie den Tee mit etwas Honig süßen.

Wasser und Säfte kombinieren

Eine gute Möglichkeit, während der One-Day-Diät ausreichend Vitamine und Mineralstoffe aufzunehmen, besteht darin, zur so genannten »Schorle« zu greifen. Mischen Sie Mineralwasser und verschiedene Fruchtsäfte im Verhältnis 50/50. Achten Sie darauf, dass die verwendeten Säfte nicht gezuckert sind. Klassisch ist die Mischung mit Apfelsaft oder Orangensaft, die wertvolle Biostoffe wie Flavonoide, Pektin und Vitamine enthält. Doch auch Grapefruitschorle hat ihre Vorteile: Durch die Bitterstoffe zieht sich Ihr Magen zusammen – und der Hunger verschwindet auf der Stelle. Probieren Sie während der One-Day-Diät verschiedene Saft-Wasser-Mischungen aus. Hören Sie dabei auf Ihre Intuition und trinken Sie nicht, was Ihnen nicht schmeckt.

Wenn Sie einen empfindlichen Magen haben, sollten Sie sich auf Wasser, Molke und Tees konzentrieren und auf Säfte prinzipiell verzichten.

Die Essenz der Milch – Molke

Auch die Molke ist ein ideales Getränk, wenn es darum geht, die One-Day-Diät zu unterstützen. Als Heil- und Kurmittel war Molke bereits im Mittelalter sehr beliebt. Das Molkefasten gehört zu den ältesten überlieferten Fastenmethoden. Und in der Tat macht ihre besondere Zusammensetzung die Molke zu einem ausgezeichneten Diätmittel. Sie hat viele wunderbare Eigenschaften. Molke:

- ist praktisch frei von Fett und Cholesterin
- enthält Albumin und Globulin, aus denen das menschliche Blutplasma zum großen Teil besteht
- enthält sehr viel Mineralstoffe, insbesondere Kalzium, Kalium und Phosphor
- versorgt Sie mit den Vitaminen A, B_3, E und C
- harmonisiert die Darmflora und verbessert somit die Darmtätigkeit

- schwemmt Stoffwechselschlacken aus dem Körper aus
- entlastet die Verdauungsorgane
- senkt den Cholesterinspiegel und regt die Leber an
- beruhigt Ihre Nerven

Pulver oder Fertiggetränk

Instant-Molke können Sie heute in den meisten Drogerien und Supermärkten bekommen. Dieses Molke-Pulver wird einfach mit Wasser vermischt – fertig ist das Molkegetränk. Spezielle Diätkurmolke sollte wenig Zucker enthalten. Es gibt auch fertige Molke, die Sie nicht selber »anrühren« müssen. Vor allem im Reformhaus finden Sie verschiedene Sorten Diätmolke. Besonders die Sorten mit Fruchtgeschmack sind zu empfehlen, da sie die Molke sehr wohlschmeckend machen. Trinken Sie während der One-Day-Diät täglich bis zu einem Liter Molke in kleinen Schlucken über den ganzen Tag verteilt.

Kaiserliches Lebenselixier – Grüner Tee

Grüner Tee ist längst kein Geheimtipp mehr. Schon vor nahezu 5000 Jahren berichtete der legendäre Kaiser Shen Nung über die wunderbaren Wirkungen des Grünen Tees. Inzwischen haben zahlreiche wissenschaftliche Untersuchungen die positiven Wirkungen dieses traditionellen Lebenselixiers aus dem Fernen Osten belegt. Grüner Tee enthält Vitamin C, B_1, B_2, B_5 und Provitamin A. Er ist außerdem eine ausgezeichnete Quelle für Mineralstoffe und Spurenelemente, darunter Mangan, Fluor, Eisen, Magnesium und Zink.

Grüner Tee ist ein ausgezeichneter Fatburner! Die Flavonoide des Heilgetränks reinigen die Blutgefäße und helfen dabei, den Cholesterinspiegel zu senken. Die enthaltenen Saponine schützen die Blutgefäße vor fetthaltigen Ablagerungen, da sie Fette an sich binden und verhindern, dass diese in den Blutkreislauf gelangen.

Wie Sie sehen ist Grüner Tee ein ideales Getränk für die One-Day-Diät! Wenn Sie Grünen Tee regelmäßig genießen, stärken Sie Ihr Immunsystem, unterstützen Ihre Verdauung, harmonisieren Herz und Kreislauf und können sogar Krebserkrankungen vorbeugen. Japanische Forscher haben im Grünen Tee eine Substanz namens Epigallocatechingallat (EGCG) entdeckt. Im Tierversuch hemmte dieser Stoff das Tumorwachstum und die Entwicklung von Metastasen.

Regt an, ohne aufzuputschen

In Bezug auf die One-Day-Diät hat Grüner Tee jedoch noch einige besonders erfreuliche Wirkungen. Im Gegensatz zu Kaffee oder Schwarztee putscht Grüner Tee nicht auf. Sein Koffein wird nur langsam an den Körper abgegeben – die Folge: Sie fühlen sich über viele Stunden erfrischt und vital. Gerade in der Arbeit kann eine Kanne Grüner Tee wahre Wunder wirken. Der magenfreundliche Tee wirkt sehr harmonisierend auf Geist und Psyche, denn einerseits macht er wach und erhöht die Konzentration, andererseits beruhigt er aber auch die Nerven und hilft dabei, Stress abzubauen.

!

Empfehlenswerte Teesorten

Im Handel gibt es eine schier unüberschaubare Fülle an Grünen Teesorten. Für die One-Day-Diät möchte ich Ihnen zwei davon besonders ans Herz legen:

- Japanischer Sencha-Tee – er enthält wenig Koffein und ist recht preisgünstig.
- Chinesischer Lu Shan Wu – er ist zwar nicht ganz billig, schmeckt aber sehr edel und enthält ebenfalls ein Minimum an Koffein.

Beide Tees sind sehr gut verträglich und schmecken übrigens auch kalt sehr gut.

Die richtige Zubereitung

Nur wenn Sie Grünen Tee richtig zubereiten, werden Sie bald zum Teefreund werden. Falsch zubereitet schmeckt der Tee oft bitter und unangenehm. Folgendes sollten Sie bei der Zubereitung beachten:

- Dosieren Sie Grünen Tee sehr viel niedriger als Schwarztee. Für eine Kanne, die einen Liter fasst, genügen drei Teelöffel. Geben Sie die Teeblätter offen in die vorgewärmte Kanne (Kaufen Sie Grünen Tee immer offen und verzichten Sie auf Teebeutel).
- Bringen Sie Wasser zum Kochen. Achten Sie auf eine gute Wasserqualität – kalkreiches Wasser verdirbt den Teegeschmack.
- Gießen Sie den Tee nicht sofort auf! Lassen Sie das kochende Wasser zunächst mindestens fünf Minuten lang abkühlen. Gießen Sie den Tee dann langsam auf und rühren Sie ihn nicht um.
- Lassen Sie Grünen Tee keinesfalls lange ziehen. Beim ersten Aufguss genügen ein bis zwei Minuten. Sie können Grünen Tee auch noch ein zweites oder drittes Mal aufgießen, oft schmecken die Folgeaufgüsse besser als der erste.

Zwei Kannen pur trinken

Servieren Sie Grünen Tee grundsätzlich ohne Milch und Zucker. Auch wenn's anfangs schwer fällt: Grüner Tee entfaltet sein charakteristisches Aroma nur in der ursprünglichen Form. Schon bald werden Sie sich an den Geschmack gewöhnt haben und nicht mehr darauf verzichten wollen.

Während der One-Day-Diät können Sie ruhig zwei Kannen Grünen Tee über den Tag verteilt trinken. Bedenken Sie allerdings, dass Grüner Tee wach und fit macht, wenn auch auf sanfte Weise. Ich empfehle Ihnen daher, Grünen Tee eher tagsüber zu trinken. Wenn Sie gut schlafen wollen, sollten Sie nach 18 Uhr vorsichtshalber auf den Genuss verzichten.

Kräutertees für die One-Day-Diät

Es versteht sich von selbst, dass Sie während der One-Day-Diät auch Kräutertees trinken können. Sie eignen sich für alle Diäten und werden oft als Fastengetränke gepriesen. Es steht Ihnen eine Fülle verschiedener Kräutertees zur Verfügung. Klassische Teesorten sind Kamille, Melisse, Pfefferminz und Fenchel. Auch Früchtetees wie Hagebutte oder Malve sind zu empfehlen. Für die One-Day-Diät ist Fencheltee günstig, denn Fenchel reinigt den Darm, unterstützt die Verdauung und hilft gegen Blähungen. Auf der geistigen Ebene wirkt Fenchel beruhigend und entspannend.

Im Gegensatz zu Wasser, Grünem Tee und Saftschorlen sollten Sie Kräutertees jedoch nie in großen Mengen trinken. Bedenken Sie, dass viele Kräutertees ausgesprochene Heilmittel sind. Trinken Sie Kräutertees in »rauen Mengen«, können durchaus Nebenwirkungen wie Übelkeit oder Durchfall auftreten. Ein bis zwei Tassen der gängigen Kräutertees können Sie jedoch gefahrlos zu sich nehmen.

Die besten Fatburner-Drinks auf einen Blick

Genaugenommen sind alle Getränke der One-Day-Diät Fatburner. Tatsächlich kann auch Wasser als einfacher Fatburner bezeichnet werden. Wenn Sie Mineral- oder Leitungswasser trinken, zügeln Sie schließlich Ihren Appetit. Ferner spülen Sie Ihren ganzen Organismus durch, unterstützen den Abtransport von Stoffwechselschlacken und nehmen dabei keine einzige Kalorie auf!

Die Liste zeigt Ihnen nochmals im Überblick, welche Getränke besonders günstig sind, um Fett zu verbrennen und die One-Day-Diät zu unterstützen:

- Apfelessig
- Zitronensaft
- Apfelschorle
- Orangensaftschorle
- Grapefruitschorle
- Holundersaft/-tee
- Grüner Tee
- Molke

Mit Honig statt Zucker süßen

Verzichten Sie während der One-Day-Diät darauf, Ihre Getränke mit Zucker zu süßen. Am besten ist es, Fenchel-, Melissen- oder Hagebuttentee ungesüßt zu trinken. Wenn Sie es süß lieben, sollten Sie Honig verwenden. Dosieren Sie jedoch auch Honig sparsam – ein Teelöffel pro Tasse genügt.

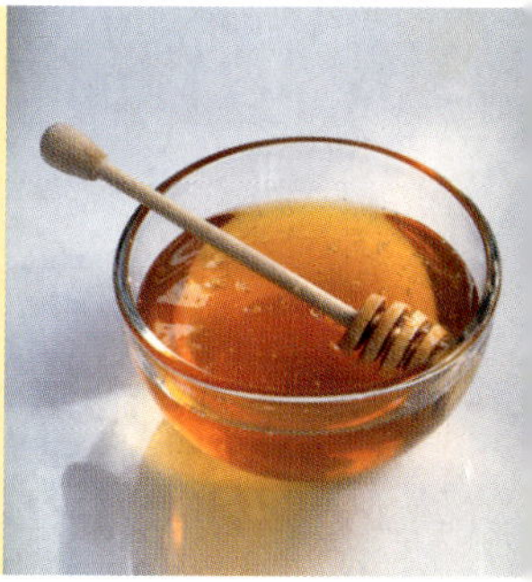

Nein danke zu Genussmitteln

Sie wissen ja bereits, dass Sie während der One-Day-Diät nichts essen sollten. Es versteht sich von selbst, dass Sie an Ihrem Fastentag auf Alkohol verzichten, denn er hat eine Menge »leerer« Kalorien. Auch Limonaden und andere so genannte »Erfrischungsgetränke« enthalten oft viel zu viel Kalorien.

Die Entgiftung unterstützen

Kaffee und Schwarztee machen zwar nicht dick, sofern sie nicht mit Milch und/oder Zucker getrunken werden, doch sie enthalten Substanzen, welche die Selbstreinigung Ihres Organismus hemmen. Wenn Sie bei der One-Day-Diät wirklich den optimalen Effekt erzielen wollen – nicht nur in Bezug auf das Abnehmen, sondern auch was die Entgiftung und die körperliche und seelische Reinigung betrifft –, sollten Sie am jeweiligen Tag auf diese Genussmittel verzichten:

- Alkohol
- Kaffee
- Schwarztee
- Zucker
- Limonaden, Cola-Getränke und andere Erfrischungsgetränke
- Nikotin

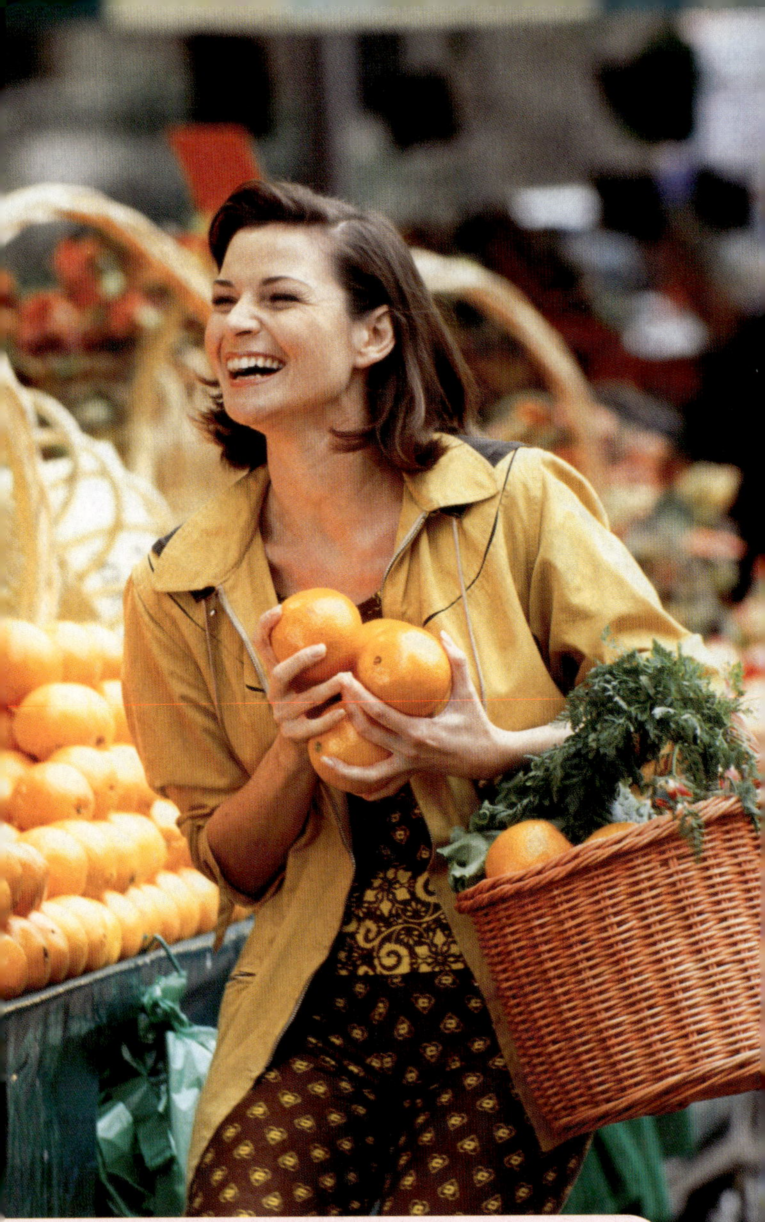

Tipps für Eilige

Rund um die One-Day-Diät trägt ein ausgewogenes Programm zu einer bewussten Ernährung bei. Zahlreiche Tipps kürzen den Weg zum Idealgewicht ab und verstärken die positiven Effekte der One-Day-Diät. Sie lernen, wie einfach es ist, die richtigen Nahrungsmittel auszuwählen und zugleich häufige Ernährungsfehler zu vermeiden. Rezepte für alle Jahreszeiten unterstützen die Entschlackung und versorgen Sie darüber hinaus mit allen wichtigen Biostoffen, die für einen gesunde Stoffwechsel unerlässlich sind.

Das Schnellprogramm zur One-Day-Diät

Die One-Day-Diät ist keine Radikalkur. Wenn Sie einmal wöchentlich fasten, werden Sie Ihr Idealgewicht im Laufe der Zeit ganz von selbst erreichen und dauerhaft schlank bleiben. Leiden Sie jedoch unter hohem Übergewicht, werden Ihnen die Erfolge, die das »Grundprogramm« der One-Day-Diät verspricht, vielleicht nicht genügen, und Sie möchten möglicherweise besonders schnell abnehmen. Auch das ist mit der One-Day-Diät machbar. Allerdings müssen Sie dann »einen höheren Gang einschalten«. Führen Sie dazu das One-Day-Diät-Schnellprogramm durch.

Die Pfunde purzeln sehen

Beim Schnellprogramm wenden Sie die One-Day-Diät einfach wie besprochen an, doch darüber hinaus berücksichtigen Sie noch einige wichtige Tipps. Auf diese Weise bewegen Sie sich mit Riesenschritten auf Ihre Traumfigur zu.
Auch Ihre Gesundheit und Ihre Fitness profitieren davon, wenn Sie etwas mehr für sich tun. Dennoch handelt es sich auch bei der intensiveren Form der One-Day-Diät nicht um eine extreme Crash-Kur, sondern immer noch um eine ausgewogene Diät, die Sie mit allem Notwendigen versorgt.

Abendsnacks zum Einstieg

Am einfachsten können Sie die One-Day-Diät durch eine entsprechende Vorbereitung intensivieren. Essen Sie am Abend vor dem Fastentag möglichst leicht und kalorienarm. Durch die Reduktionskost bereiten Sie sich nicht nur körperlich und psychisch auf das Kurzfasten vor, Sie sparen auch eine Menge Kalorien ein. Sie nehmen also besonders schnell ab, wenn Sie nicht nur die One-Day-Diät durchführen, sondern zusätzlich am Vorabend auf fette Speisen, Alkohol, Süßigkeiten usw. verzichten.

Hier folgen einige Rezeptvorschläge für das vorbereitende Abendessen, die Sie natürlich nach Lust und Laune variieren können.

Im Frühling: Pumpernickel mit Avocadocreme

Zutaten

1 kleine, reife Avocado
½ TL Senf
Saft einer halben Zitrone
1 Msp. Muskatnuss
Salz und Pfeffer
2 Scheiben Pumpernickel

1. Halbieren und entkernen Sie die Avocado, lösen Sie das Fruchtfleisch aus der Schale und zerdrücken Sie es mit einer Gabel in einer großen Schüssel oder im Mörser.
2. Vermischen Sie das Avocadofleisch mit Senf, Zitronensaft, Muskatnuss, Salz und Pfeffer.
3. Streichen Sie die Avocadocreme gleichmäßig auf die Pumpernickelscheiben.

Im Sommer: Bunter Sommersalat

Zutaten

1 EL Apfelessig
1 EL Olivenöl
½ Zitrone
½ TL Senf
¼ Kopf- oder Eisbergsalat
1 kleine Strauchtomate
¼ Salatgurke
50 g Brunnenkresse
Salz und Pfeffer

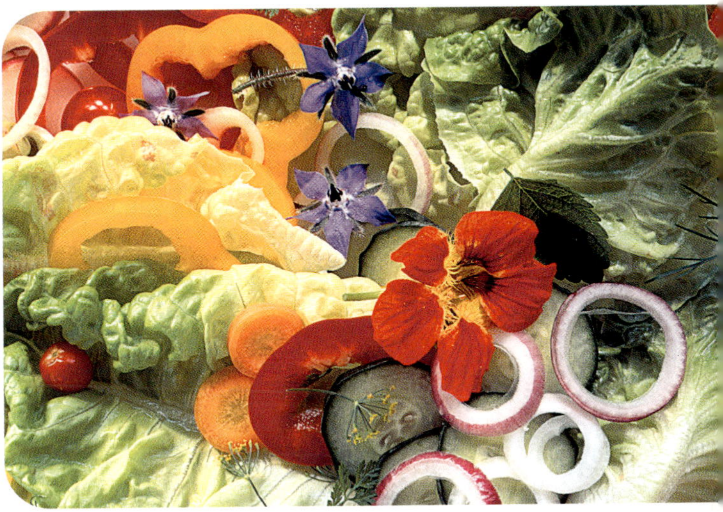

1. Salatsauce: Geben Sie dafür Apfelessig, Olivenöl, Zitronensaft und Senf in eine große Salatschüssel und vermischen Sie das Ganze mit einem kleinen Schneebesen. Nach Wunsch können Sie die Sauce mit 1 Esslöffel Wasser verdünnen.
2. Waschen Sie den Kopf- oder Eisbergsalat in stehendem, kaltem Wasser, trocknen Sie ihn in einer Salatschleuder und schneiden Sie die Blätter in mundgerechte Stücke. Waschen Sie die Tomate und schneiden Sie sie der Länge nach in Scheiben. Schälen Sie die Gurke und schneiden oder hobeln Sie sie in dünne Scheiben.
3. Geben Sie die Salatblätter, Tomaten und Gurkenscheiben in die Salatschüssel und rühren Sie die Sauce gründlich unter.
4. Waschen Sie die Brunnenkresse und lassen Sie sie in einem Sieb abtropfen. Heben Sie die Brunnenkresse vorsichtig unter den Salat und würzen Sie mit Salz und frisch gemahlenem Pfeffer.

Im Herbst: Kartoffeln mit Kräuterquark

Zutaten

2 kleine Kartoffeln
100 g Magerquark
1 TL süße Sahne
4 EL Wasser
1/2 EL Schnittlauchröllchen
1/2 EL Kräuter der Saison
1 Msp. Paprikapulver
1 Msp. Meersalz

1. Putzen und waschen Sie die Kartoffeln gründlich und kochen Sie sie mindestens 20 Minuten lang in wenig Wasser.
2. Vermischen Sie Quark, Sahne und 4 Esslöffel Wasser kräftig mit einem Schneebesen. Rühren Sie Schnittlauch, Kräuter, Paprikapulver und etwas Meersalz unter den Quark.
3. Gießen Sie die Kartoffeln nach dem Kochen ab, halbieren oder vierteln Sie sie und servieren Sie sie mit dem Kräuterquark. Salzen Sie die Kartoffeln, doch gehen Sie mit Salz immer sparsam um.

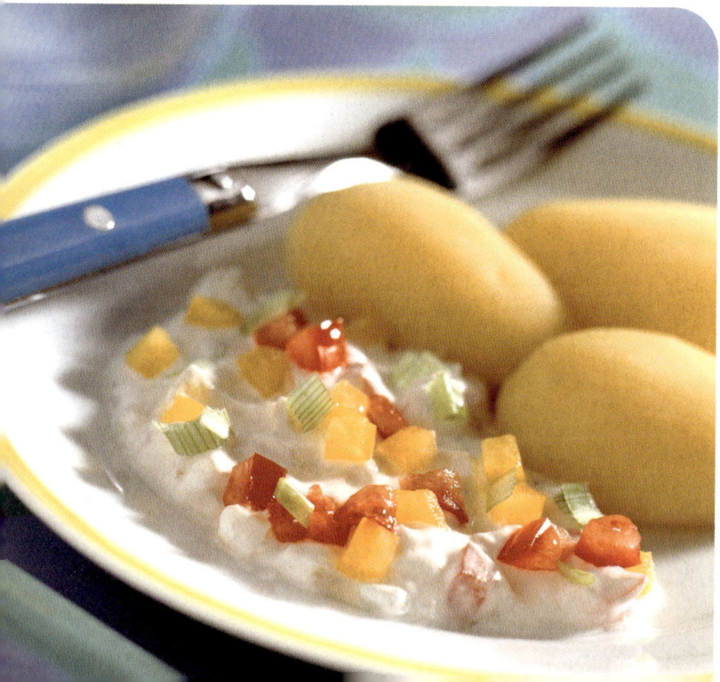

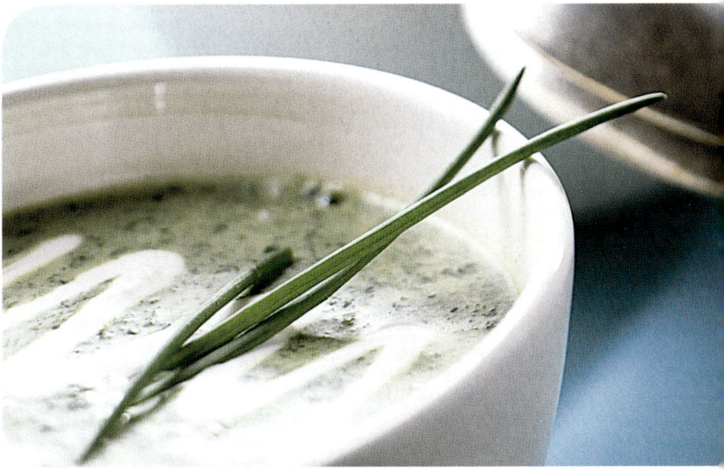

Im Winter: Zucchini-Brokkoli-Suppe

Zutaten

1 kleiner Zucchino
einige Brokkoliröschen
½ Zwiebel
2 TL Olivenöl
300 ml Gemüsebrühe
½ Zitrone
1 Msp. Koriander
Salz und Pfeffer

1. Waschen Sie die Zucchini und die Brokkoliröschen gründlich unter fließendem Wasser. Schneiden Sie den Zucchino in feine Scheiben und die größeren Brokkoliröschen in mundgerechte Stückchen. Schälen Sie die Zwiebel und schneiden Sie sie in kleine Würfel.
2. Erhitzen Sie das Olivenöl in einem Topf und braten Sie die Zwiebeln kurz darin an. Geben Sie dann die Zucchinischeiben und die Broccoliröschen sowie den Zitronensaft hinzu und lassen Sie das Ganze 5 Minuten dünsten.
3. Gießen Sie die Gemüsebrühe in den Topf und geben Sie etwas Salz, Pfeffer und Koriander dazu. Lassen Sie alles kurz aufkochen und köcheln Sie die Suppe auf kleiner Flamme noch mindestens 10 Minuten.

»Break-fast« am nächsten Morgen

»Break-fast« ist eine Wortkombination aus dem englischen Wort für Frühstück und Fastenbrechen. Nach der One-Day-Diät können Sie natürlich wieder wie gewohnt frühstücken. Doch ebenso wie ein kalorienreduzierter Einstieg die Erfolge verbessert, ist auch ein bescheidenes Frühstück nach der One-Day-Diät ein gutes Mittel, um Fettpölsterchen besonders schnell loszuwerden.

Es ist gut möglich, dass Sie »am Morgen danach« ohnehin wenig Hunger haben. Erstaunlicherweise wird diese Erfahrung bei der One-Day-Diät häufig gemacht. Es scheint so, als ob der Magen auch nach kurzen Fastenperioden etwas Zeit benötigt, um sein normales Volumen wieder zu erreichen. Nutzen sie dies bewusst aus, indem Sie das Frühstück nach dem One-Day-Diät-Tag für ein sanftes Fastenbrechen nutzen. Auch dadurch sparen Sie letztlich regelmäßig Kalorien ein.

Im Frühling: Grapefruit mit Honig

Zutaten

1 rote Grapefruit
1 TL Honig

1. Teilen Sie die Grapefruit in zwei Hälften und lösen Sie das Fruchtfleisch mit einem Messer von der Schale ab. Schneiden Sie die Grapefruit in kleine Schnittchen.
2. Geben Sie auf jede Grapefruithälfte ½ Teelöffel Honig.

Im Sommer: Frischer Erdbeerquark

Zutaten

250 g frische Erdbeeren
1 EL Milch
1 Päckchen Vanillezucker
250 g Magerquark

1. Putzen und waschen Sie die Erdbeeren, schneiden Sie sie in Viertel und pürieren Sie sie mit der Milch und dem Vanillezucker.
2. Vermischen Sie das Erdbeerpüree gründlich mit dem Magerquark.

Im Herbst: Haferflocken mit Banane und Rosinen

Zutaten

1 mittelgroße Banane
1 EL Rosinen
100 g magerer Joghurt
4 EL Haferflocken (fein)
3 EL frisch gepresster Orangensaft
1 TL Ahornsirup

1. Schälen Sie die Banane und schneiden Sie sie in Scheiben. Geben Sie die Bananenstücke in eine Dessertschale und vermischen Sie sie mit den Rosinen und dem Joghurt.
2. Vermischen Sie die Haferflocken mit dem Orangensaft und geben Sie das Ganze zu den übrigen Zutaten. Süßen Sie auf Wunsch mit etwas Ahornsirup.

Im Winter: Apfelmüsli

Zutaten

1 kleiner Apfel
1 Tasse Kefir
4 EL gemischte Vollkornflocken (Müslimischung)
1 TL Leinsamen
1 TL Honig
1 Messerspitze Zimt

1. Schälen Sie den Apfel und reiben Sie ihn mit einer Rohkostraspel. Übergießen Sie den Apfel in einer kleinen Schüssel mit dem Kefir.
2. Rühren Sie die Vollkornflocken (Müslimischung) und die Leinsamen unter und süßen Sie mit Honig und Zimt.

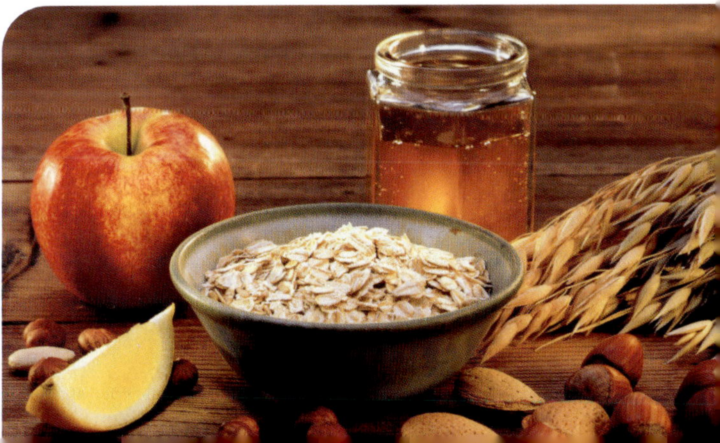

Obsttage für die warme Jahreszeit

Wenn Sie einmal in der Woche fasten, tun Sie schon sehr viel für Ihre Figur und Ihr Wohlbefinden. Zusätzlich sollten Sie regelmäßig einen weiteren Tag der Woche nutzen, um Fett abzubauen.

Für die warme Jahreszeit sind Obsttage geradezu ideal. Essen Sie einfach den ganzen Tag über frisches Obst und lassen Sie alle anderen festen Nahrungsmittel weg. Wählen Sie die Früchte der Saison nach Lust und Laune aus. Wenn Sie Bananen, Kiwis und Ananas lieber mögen als Äpfel und Birnen, so sollten Sie Ihren Instinkten vertrauen: Vermutlich tun Ihnen diese Obstsorten besonders gut.

Fünf kleine Portionen täglich

Frisches Obst ist reich an Vitaminen und Mineralstoffen. Die Früchte unterstützen den Stoffwechsel, wirken entwässernd und helfen Ihnen auch dabei, Übergewicht schnell loszuwerden. Obsttage sind somit eine wichtige Säule des »Schnellprogramms« der One-Day-Diät. In der Praxis ist der Obsttag sehr einfach. Essen Sie über den ganzen Tag verteilt fünf bis sechs kleine Portionen Obst Ihrer Wahl. Wenn Sie einen empfindlichen Darm haben, sollten Sie jedoch nach 18 Uhr keine Rohkost mehr zu sich nehmen, um Gärungsprozesse im Darm zu vermeiden.

Gemüsetage im Herbst und Winter

Asiaten legen großen Wert darauf, sich nach den Rhythmen der Natur zu ernähren. Während Rohkost wie Salate und Obst sowie süße Speisen als »Yin« und somit als »kühlend« gelten, sind warme und salzige Rezepte »Yang« – d.h. sie wärmen den Körper.

Wer die Gesetze von Yin und Yang in der Nahrung kennt, kommt nicht leicht auf die Idee, an frostigen Wintertagen

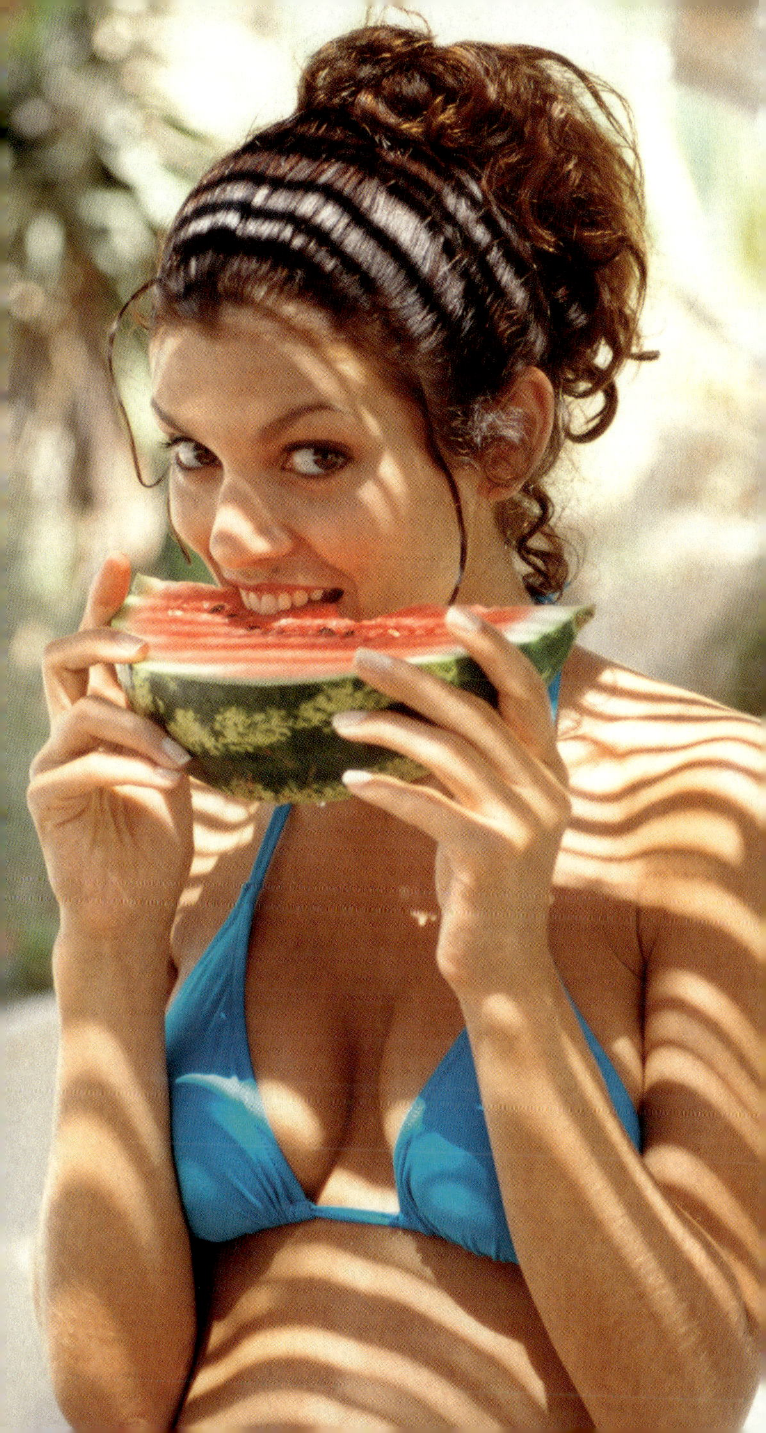

Speiseeis oder gekühlte Ananasstücke zu essen. Trotz aller Einflüsse der Zivilisation »wissen« wir alle instinktiv, dass uns eine warme Suppe an kalten Tagen besser bekommt als eine eisgekühlte Limonade.

Gemüsegerichte bieten eine gute Möglichkeit, den Körper zu wärmen. In der kalten Jahreszeit sollten Sie statt der Obsttage lieber Gemüsetage einlegen, um die One-Day-Diät zu ergänzen. Gemüsetage lassen die Pfunde schnell purzeln. Gemüsesorten wie Brokkoli, Zucchini, Blumenkohl, Karotten, Tomaten, Zwiebeln oder verschiedene Krautsorten enthalten kaum Fett, dafür aber leicht verwertbare Kohlenhydrate und wertvolle Ballaststoffe. Sie werden erstaunt sein, wie wohl Sie sich fühlen, wenn Sie nicht nur die One-Day-Diät durchführen, sondern sich zusätzlich einen reinen Gemüsetag in der Woche freihalten.

Möglichst schonend zubereiten

Kaufen Sie möglichst unbelastetes Gemüse aus biologischem Anbau. Bei der Zubereitung sollten Sie darauf achten, wenig Fett zu verwenden. Sie können das Gemüse im Dampfdruckkochtopf mit wenig Wasser kurz garen – das Gemüse sollte anschließend noch bissfest sein.

Eine andere einfache Möglichkeit besteht darin, kleingeschnittenes Gemüse in wenig Olivenöl anzubraten und das Ganze dann mit etwas Zitronensaft, Wasser oder Gemüsebrühe aufzugießen. Anschließend sollte das Gemüse je nach Sorte auf kleiner Stufe sanft gegart werden.

Natürlich können Sie das Gemüse auch in Form von Suppen zu sich nehmen. Rezepte dazu gibt es in nahezu allen Kochbüchern. Suchen Sie sich aus, was Ihnen gut schmeckt.

Durch Kräuter und Gewürze wie Oregano, Kümmel, Koriander, Paprikapulver oder etwas Dijonsenf können Sie interessante Akzente setzen. Lassen Sie Ihrer Kreativität beim Kochen freien Lauf.

Weniger essen, länger leben

Starkes Übergewicht ist leider nicht nur ein »Schönheitsfehler«, sondern erhöht das Risiko, typischen Zivilisationserkrankungen zum Opfer zu fallen. Ob Diabetes, Herz- und Kreislauferkrankungen oder rheumatische Beschwerden – Übergewichtige sind wesentlich häufiger betroffen als ihre schlanken Zeitgenossen.

Das größte Problem unseres allzu »zivilisierten Appetits« ist, dass wir heute sehr viel mehr Kalorien aufnehmen als frühere Generationen. Die One-Day-Diät kann hier wahre Wunder wirken. Eine der wichtigsten »Nebenwirkungen« der One-Day-Diät ist, dass Sie durch sie ganz automatisch ein gesundes Essverhalten entwickeln. Durch das regelmäßige, eintägige Fasten lernen Sie, die Signale Ihres Körper besser zu deuten. Und früher oder später werden Sie ganz ohne jede Anstrengung nur noch so viel Nahrung zu sich nehmen, wie Ihr Körper wirklich benötigt. Dabei werden Sie bemerken, dass weniger oft mehr ist!

Um leistungsfähig, fit und gesund zu bleiben, brauchen Sie keine Riesenportionen auf dem Teller – ganz im Gegenteil: Wissenschaftler haben herausgefunden, dass die Reduzierung der täglichen Kalorienzufuhr unsere Lebenserwartung erhöht und dem Immunsystem Flügel verleiht.

Einfache Wege zur Kalorienreduktion

Weniger essen kann genauso einfach sein wie die One-Day-Diät selbst. Sie brauchen dafür nicht zu hungern, sondern können stattdessen einige einfache und erprobte Tricks anwenden:

- Sie wollen während des Essens nicht daran denken müssen, wie viel Sie zu sich nehmen? Erledigen Sie das einfach schon vorher! Indem Sie etwas weniger kochen und kleinere Portionen zubereiten, sparen Sie sich nicht nur Kalorien, sondern auch Arbeit. Und wenn Sie auch noch kleinere Teller verwenden, fällt Ihnen der Unterschied nicht einmal auf – Ihre Waage dagegen wird den Gewichtsverlust sicher bemerken!

- Trinken Sie kurz vor jeder Mahlzeit noch ein großes Glas Wasser. So fühlen Sie sich anschließend schneller satt und haben doch weniger Kalorien zu sich genommen.
- Am besten machen Sie aus Ihren Mahlzeiten richtige kleine Rituale: Lassen Sie sich dabei nicht von der Zeitung oder vom Fernsehen ablenken, bleiben Sie entspannt und konzentrieren Sie sich auf das Essen statt auf den Nachrichtensprecher. Ein paar Kerzen auf dem Tisch und leise Musik im Hintergrund tragen zu einer angenehmen Atmosphäre bei. Auf diese Weise merken Sie schnell, wann Sie wirklich satt sind, was beim mechanischen Essen vor dem Fernseher fast unmöglich ist.
- Essen Sie langsam und genussvoll. Je mehr Zeit Sie sich zum Essen nehmen, desto intensiver können Sie Ihre Mahlzeiten auskosten. Dadurch kauen Sie auch jeden Bissen automatisch länger und erleichtern Ihrem Magen die Arbeit – und Sie essen ganz von allein weniger.
- Niemand zwingt Sie, Ihren Teller leer zu essen! Gerade wer als Kind dazu erzogen wurde, immer alles aufzuessen, isst oft mehr, als er eigentlich möchte. Besser für Ihr Wohlbefinden ist es, einen Anstandsrest auf dem Teller zurückzulassen, als sich später mit überschüssigen Pfunden herumquälen zu müssen.
- Machen Sie eine zehnminütige Pause, bevor Sie sich für eine zweite Portion oder einen Nachtisch entscheiden. Das Gehirn lässt sich nämlich immer ein bisschen Zeit, bevor es das Sättigungsgefühl auslöst. Wie oft haben Sie im Restaurant schon bemerkt, dass der heiß ersehnte Nachtisch eigentlich gar keinen Platz mehr hat – aber leider erst dann, wenn Sie ihn schon lange bestellt haben und der Kellner ihn endlich aufträgt?

Je weniger Fett, desto besser

Der einfachste Trick, um dauerhaft problemlos abzunehmen, besteht natürlich darin, die schlimmsten Dickmacher zu vermeiden. An erster Stelle steht dabei immer das Fett, denn es liefert Ihrem Körper ungefähr doppelt so viele Kalorien wie Kohlenhydrate oder Eiweiß.

Zu viel Fett im Essen belastet Ihren Körper stärker, als Sie denken – es macht nicht nur dick, sondern öffnet Herz-, Kreislauf- und Gefäßerkrankungen Tür und Tor. Kein Wunder, dass diese Krankheiten in Industrienationen seit einigen Jahrzehnten immer häufiger auftreten, hat sich der Fettgehalt in der Ernährung in diesem Zeitraum doch fast auf das Doppelte erhöht.

Die One-Day-Diät ist eine ideale Methode, um den Folgen einer zu fettreichen Ernährung entgegenzuwirken. Am Fastentag hat Ihr Körper genug Zeit, überflüssige Fettreserven abzutransportieren. Doch Sie können diesen Effekt noch beschleunigen und gleichzeitig viel für Ihr Wohlbefinden tun, indem Sie Ihren Fettkonsum an den übrigen Tagen der Woche reduzieren.

Zu viel Fleisch, Wurst und Käse belasten den Körper, erhöhen den Cholesterinspiegel und begünstigen das Entstehen von Herz- und Kreislauferkrankungen.

»Fett« ist übrigens nicht gleich »Fett«. Auf die Qualität kommt es an. So gibt es lebenswichtige Fette mit hochwertigen ungesättigten Fettsäuren, die beispielsweise in pflanzlichen Ölen wie Sonnenblumen-, Oliven- oder Weizenkeimöl, aber auch in Kaltwasserfischen enthalten sind. Diese Fette sind für einen gesunden Stoffwechsel unerlässlich; sie sind entscheidend für den Zellaufbau und sorgen z.B. dafür, dass fettlösliche Vitamine wie Vitamin A, D oder K verwertet werden können. Vorsicht jedoch vor zu viel Fett mit gesättigten Fettsäuren: Gerade tierische Fette sollten Sie immer nur in kleinen Mengen zu sich nehmen.

Die gefährlichsten Dickmacher auf einen Blick

Die folgende Tabelle zeigt Ihnen die schlimmsten Fettfallen und verrät, wie viel Fett sich in ihnen versteckt. Je höher der Fettgehalt ist, desto öfter sollten Sie auf diese typischen Dickmacher verzichten und lieber zu leichterer Kost greifen.

Nahrungsmittel	Fettgehalt pro 100 Gramm
Mayonnaise, Remoulade	65–80 g
Speck, durchwachsen	65–80 g
Knabbernüsse	60 g
Salami	45–50 g
Mettwurst	45 g
Schweinebauch	42 g
Kartoffelchips	40 g
Leberwurst	40 g
Crème fraîche	40 g
Blutwurst	38 g
Nussschokolade	35 g
Vollmilchschokolade	32 g
Mortadella	32 g
Jagdwurst	32 g
Käsegebäck	32 g
Gans (Fleisch und Haut)	31 g
Schlagsahne (30 % Fett)	31 g
Camembert (60 % Fett i. Tr.)	31 g
Gruyère	31 g
Blauschimmelkäse	30 g
Roquefort	30 g
Bratwurst	28 g
Edamer (45 % Fett i. Tr.)	28 g
Fleischwurst	27 g
Gouda (45 % Fett i. Tr.)	27 g
Brie	27 g
Tilsiter (45 % Fett i. Tr.)	27 g
Sahnetorte	25 g
Kekse	20–30 g
Ölsardinen	25 g
Aal	25 g
Nusskuchen	24 g
Schmelzkäse (vollfett)	23 g
Camembert (45 % Fett i. Tr.)	22 g
Rührkuchen	22 g
Mozzarella	21 g
Feta	21 g
Bierschinken	19 g
Schokoladentorte	18 g
Tilsiter (30 % Fett i. Tr.)	17 g

Diese Liste soll Ihnen als Anregung dienen, was Sie öfters auslassen sollten. Auch die hier aufgeführten Nahrungsmittel können Sie jederzeit genießen, wenn Sie möchten – nur eben nicht zu häufig.

Zusätzlich können Sie schon beim Einkaufen und beim Kochen darauf achten, dass nicht zu viel Fett auf Ihrem Teller landet:

- Vor allem bei Milch, Joghurt und Käse haben Sie immer die Möglichkeit, zwischen fettarmen und fettreichen Sorten zu wählen. Camembert mit 60 % Fett i. Tr. enthält zum Beispiel satte 31 g Fett pro 100 Gramm, Camembert mit 30 % Fett i. Tr. dagegen nur 13 g Fett pro 100 Gramm. Auch der Unterschied zwischen Magerquark und normalem Quark, Magermilch und Vollmilch usw. ist beträchtlich.
- Mayonnaise, Salatcreme, Sahne und Co. schlagen mit viel Fett schwer auf die Waage. Doch auch hier gibt es fettarme Varianten, mit denen cremige Salate echte Muntermacher bleiben.
- Verwenden Sie zum Kochen so wenig Fett wie möglich. In beschichteten Pfannen benötigen Sie auch zum Braten kaum Fett. Verwenden Sie statt Butter lieber pflanzliche Öle. Oliven- oder Sonnenblumenöl eignen sich hier besonders gut. Gemüse bereiten Sie am besten im Römertopf oder Wok zu oder dämpfen es bei niedrigen Temperaturen.
- Frittiertes und Paniertes ist immer besonders fettreich. Aber auch in vielen Soßen versteckt sich mehr Fett, als Ihnen lieb ist – vor allem cremige, sahnige Soßen oder gar Käsesoßen sind echte Dickmacher!

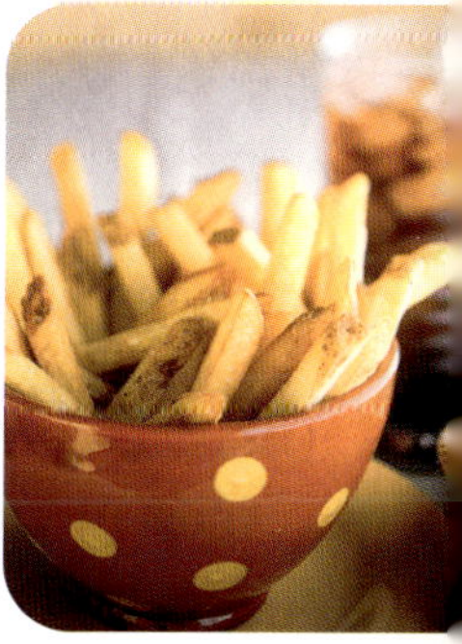

- Fast überflüssig zu erwähnen: Fast Food und Fertiggerichte machen zwar satt, aber das ist auch alles. Abgesehen davon, dass sie viel zu viel Fett enthalten, mangelt es Fast-Food-Gerichten an Vitaminen, Mineralstoffen und anderen wichtigen Biosubstanzen. Fast Food können Sie daher getrost ganz von Ihrem Speiseplan streichen.

Fatburner – Abnehmen durch Essen!

Fatburner (von englisch »fat«: Fett und »to burn«: verbrennen) sind natürlich vorkommende Stoffe, welche die Fettverbrennung fördern. Mit dem Wissen um diese Biostoffe können Sie die Erfolge der One-Day-Diät noch verbessern, indem Sie an den übrigen sechs Tagen der Woche verstärkt zu Nahrungsmitteln greifen, die schon beim Essen für eine schlanke Linie sorgen.

Fatburner funktionieren auf unterschiedliche Weise. Sie können den Stoffwechsel anregen, Hormone aktivieren, die die Fettverdauung fördern, oder einfach das Gefühl vermitteln, früher satt zu sein. Ein hoher Anteil von Fatburnern in der Nahrung lässt Fettpölsterchen von Tag zu Tag schmelzen – und das, ohne zu hungern!

Fatburner – die wichtigsten Inhaltsstoffe

Bitterstoffe: Die verdauungsfördernde Wirkung dieser sekundären Pflanzenwirkstoffe wird schon seit Jahrhunderten genutzt. Bitterstoffe regen die Gallenproduktion an und sorgen so für eine optimale Fettverbrennung. Sie sind vor allem in Kräutern wie Wermut, Löwenzahn oder Mariendistel und in Gemüsesorten wie Chicorée und Artischocke enthalten. Magenbitter oder Aperitifs wie Campari enthalten zwar ebenfalls Bitterstoffe, sind aber zum Abnehmen wegen des Alkoholgehalts nicht so gut geeignet.

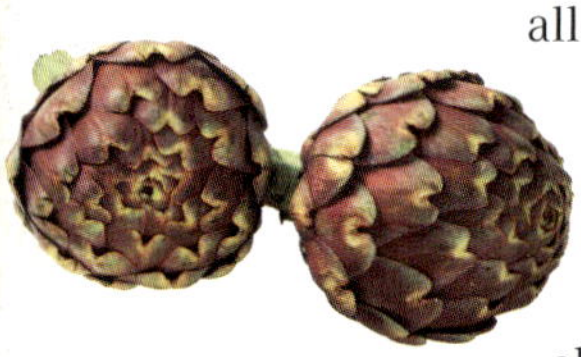

Cholin ist ein Lipoid, das der Körper auch selbst bildet. Die Substanz beugt Fettablagerungen in den Gefäßen und in der Leber vor und fördert den Fettstoffwechsel. Cholin ist vor allem in Leber, Eigelb, Fleisch und in Soja-Lecithin enthalten.

Glukagon ist ein Hormon der Bauchspeicheldrüse, das Fettdepots in Energie umwandelt. Seine Produktion kann durch das Essen von hochwertigem Eiweiß (magere Milchprodukte und mageres Fleisch) angeregt werden. Wichtig: Der Genuss von Zucker oder Traubenzucker hemmt die Fettverbrennung durch Glukagon.

Jod ist ein Spurenelement, das für die Hormonproduktion in der Schilddrüse unverzichtbar ist. Die Schilddrüsenhormone wiederum regen den Stoffwechsel und damit die Fettverbrennung an. Besonders in Jodmangel-Gebieten sollten Sie auf die ausreichende Zufuhr von Jod durch jodiertes Speisesalz, Seefische, Meerestiere, Algen, Milch und Milchprodukte oder Weizen- und Roggenvollkornprodukte achten. Jod-Tabletten sollten Sie jedoch nur auf ärztliche Anordnung hin nehmen, da es sonst zu Störungen der Schilddrüsenfunktion kommen kann.

Kohlenhydrate gehören ebenfalls zu den Fatburnern. Es kommt allerdings darauf an, welche Sorte von Kohlenhydraten Sie zu sich nehmen. Einfach- oder Zweifachzucker (Trauben-, Frucht-, Rohr- oder Haushaltszucker) sind natürlich keine Fatburner. Komplexe Mehrfachzucker aus Vollkornprodukten, Naturreis oder Kartoffeln dagegen sind so schwer aufzuspalten, dass der Körper dafür erst Energie freisetzen muss – und die nimmt er aus den unliebsamen Fettpölsterchen. Voraussetzung dafür ist allerdings, dass Sie zu den Kohlenhydraten nicht gleichzeitig fetthaltige Schlemmereien essen, dann funktioniert der Trick nämlich leider nicht.

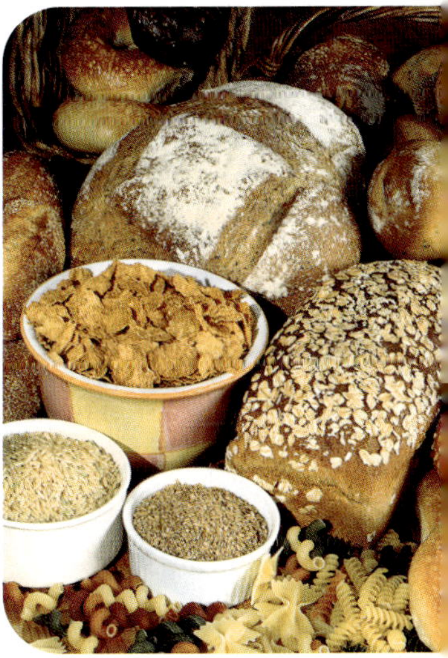

L-Carnitin ist ein körpereigenes Eiweiß; es stärkt Herz und Immunsystem. Als Fatburner ist L-Carnitin unschlagbar, weil es für den Transport von Fettsäuren sorgt. Wenn Sie sich dann noch ein bisschen bewegen, erhöht das L-Carnitin auch gleich noch die Verbrennung dieser Fettsäuren. Der Körper bildet L-Carnitin nur in kleinen Mengen selbst, zusätzlichen Bedarf können Sie durch rotes Fleisch (vor allem Lammfleisch) und Milchprodukte decken. Greifen Sie dabei aber immer zu fettarmen Sorten, damit Sie auch wirklich etwas vom Fatburner-Effekt haben.

Magnesium ist nicht nur ein lebenswichtiger Mineralstoff, sondern besonders für das Abtrainieren von Fettpolstern unverzichtbar. Zu wenig Magnesium lässt Sport schnell zur Qual werden, während eine ausreichende Versorgung Sie locker noch eine Extra-Runde durchhalten lässt. Damit verdient sich auch Magnesium einen Platz in der Runde der Fatburner.

Methionin ist eine Aminosäure, die für die Adrenalin-Produktion benötigt wird. Adrenalin wiederum sorgt dafür, dass Fett abgebaut wird. Als Fatburner wirkt Methionin am besten in der Kombination mit Cholin, Vitamin B_6 und Vitamin B_8 (Folsäure). Methionin ist vor allem in Fisch, Joghurt, Eigelb und Soja enthalten.

Nachtkerzenöl wird aus den Samen der Nachtkerze (*Oenothera biennis*) durch Kaltpressung gewonnen. Das Öl enthält die Fettsäuren Linolsäure und Gamma-Linolensäure und wird meist zur Linderung von Hautproblemen eingenommen. Gamma-Linolensäure, die zusätzlich im Körper aus der Linolsäure gebildet wird, regt allerdings auch den Fettstoffwechsel an. Nachtkerzenöl ist daher ein natürlicher, effektiver Fatburner.

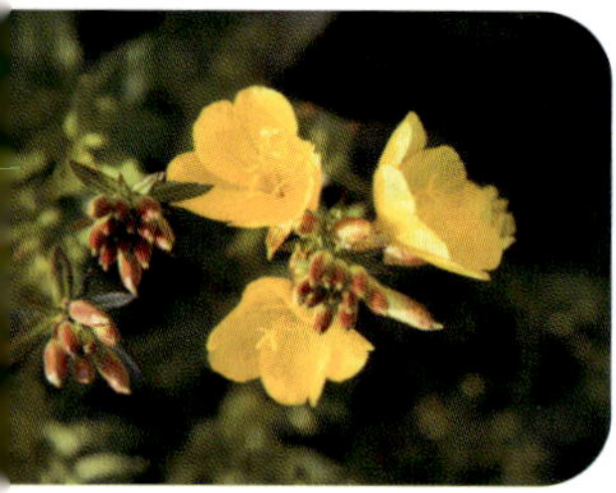

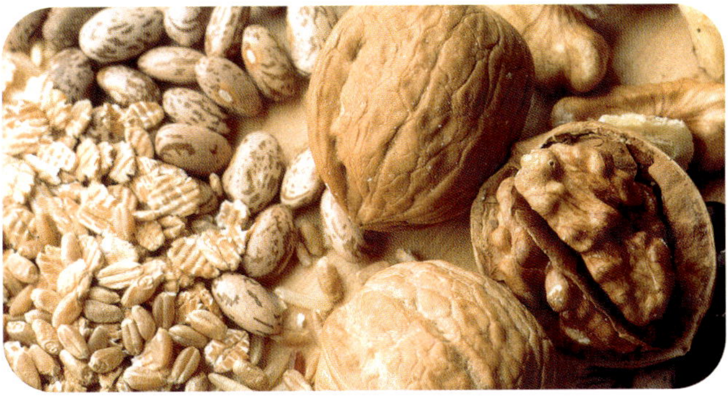

Somatotropin ist ein Wachstumshormon, das in der Hirnanhangsdrüse gebildet wird und während des Schlafs für die Erneuerung des Körpergewebes sorgt. Dabei wird jede Menge Energie verbraucht, die der Körper aus seinen Fettdepots schöpft – ein idealer Fatburner also. Damit der Körper ausreichend Somatotropin bilden kann, müssen genügend hochwertiges Eiweiß, Vitamin B_6, Vitamin C, Zink und Mangan zur Verfügung stehen. Ihren Bedarf an diesen Grundstoffen können Sie zum Beispiel mit mageren Fleisch- oder Milchprodukten, Vollkornbrot oder Nüssen, Gemüse und Hülsenfrüchten abdecken. Je früher am Abend Sie so gesund essen, desto besser läuft die nächtliche Fettverbrennung – ganz ohne jede Anstrengung.

Vitamin C ist nicht nur ein Abwehrprofi und unverzichtbar fürs Immunsystem, sondern auch ein Fettkiller. Vitamin C unterstützt die Produktion fettabbauender Hormone und schützt vor Freien Radikalen, welche die Zellen schädigen. Vitamin C sollte am besten über den Tag verteilt durch kleine Portionen Obst oder Gemüse aufgenommen werden, weil der Körper es nicht speichern kann. So erhalten Sie immer ein ausreichendes Niveau an Vitamin C und sind nicht nur gut geschützt, sondern bald auch schlank und rank.

Fatburner – Die besten Nahrungsmittel auf einen Blick

Algen: In der japanischen Küche gehören Algen zu den Basics, denn sie enthalten jede Menge Vitamine, Mineralstoffe und Spurenelemente. Durch den hohen Jodgehalt sind sie außerdem ideale Fatburner – doch Vorsicht: Bei der Dosierung kann man leicht zu viel des Guten tun. Schon kleinste Mengen genügen, um alle positiven Wirkungen zu erzielen

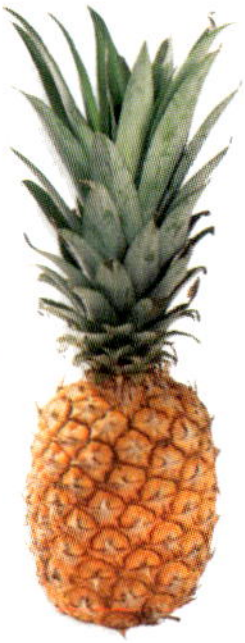

Ananas: Zu Recht gilt die tropische Frucht als idealer Fatburner, da das Enzym Bromelain wichtige Aminosäuren freisetzt, die auch den Fettstoffwechsel regeln. Gleichzeitig regen Mineralstoffe wie Eisen, Magnesium und Kalium die Fettverbrennung weiter an – die Ananas ist somit ein echtes Rundumtalent.

Äpfel: Der hohe Pektingehalt regt den Fettstoffwechsel an. Äpfel enthalten außerdem Vitamin C, Magnesium und Kalium und halten den Blutzuckerspiegel beim Abnehmen im Lot – so kommt Heißhunger gar nicht erst auf.

Apfelessig bringt den Stoffwechsel in Schwung und dämpft Hungergefühle. 1 EL auf 1 Glas Wasser – das ist ein gutes Mittel gegen plötzlich auftretende Heißhungerattacken.

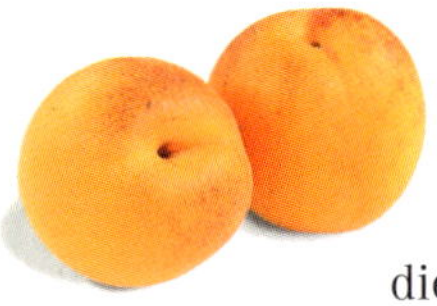

Aprikosen enthalten viele Vitamine, Mineralstoffe und Spurenelemente, die der Körper für die Fettverbrennung benötigt. Auch in getrockneter Form sind Aprikosen gute Fatburner.

Birnen regen die Verdauung an und wirken sehr entschlackend – ideal, um unnötige Pölsterchen zu verlieren.

Brokkoli: Die mit dem Blumenkohl verwandte Kohlform enthält Vitamin C, B-Vitamine, Kalzium und Antioxidanzien und versorgt den Körper mit allen Stoffen, die er für eine effektive Fettverbrennung benötigt.

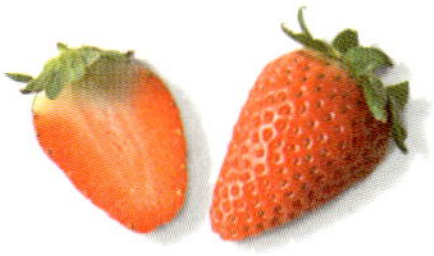

Chicorée: Ob gedünstet oder roh – die Bitterstoffe im Chicorée kurbeln die Verdauung kräftig an, und viele Vitamine und Mineralstoffe helfen bei der Fettverbrennung.

Erdbeeren: Ihr Mangangehalt regt die Schilddrüse an, die wiederum die Fettpolster schmelzen lässt. Weitere wichtige Biostoffe ergänzen diese Wirkung. Am besten greifen Sie zu den einheimischen Erdbeeren.

Feigen: Eingeweichte, getrocknete Feigen sind eine ideale Verdauungshilfe und unterstützen den Stoffwechsel mit vielen Ballaststoffen, Vitaminen, Mineralstoffen und Enzymen. Wenn Sie Trockenfeigen essen, sollten Sie gleichzeitig genug trinken, damit die Ballaststoffe im Darm aktiv werden können.

Fisch: Vor allem fettarmer Seefisch regt durch seinen hohen Jodgehalt die Schilddrüse an. Das hochwertige Eiweiß aktiviert außerdem den Fettstoffwechsel, während die wertvollen Omega-3-Fettsäuren die Gefäße vor Ablagerungen schützen.

Hülsenfrüchte: Erbsen, Bohnen und Linsen enthalten hochwertiges Eiweiß, das den Stoffwechsel anregt. Außerdem sättigen Sie so gut, dass Sie automatisch weniger essen – ideal zum Abnehmen!

Johannisbeeren enthalten viel Vitamin C, Magnesium, Mangan, Kalium und Vitamin B_5 – die beste Vorraussetzung für die Bildung körpereigener Fatburner.

Kartoffeln: Weil sie so kalorienarm sind, sind Kartoffeln ein idealer Schlankmacher. Sie sollten sie aber auf jeden Fall nicht mit Fett, sondern mit magerem Quark oder als Beilage zu fettarmem Fleisch essen. In Form von Bratkartoffeln oder Pommes sind Kartoffeln natürlich keine Fatburner mehr, sondern reine Dickmacher. Auf die Zubereitung kommt es also an!

Kirschen entschlacken und regen durch Vitamine und Mineralstoffe den Stoffwechsel und die Fettverbrennung an. Kirschen enthalten eine ausgewogene Mischung pflanzlicher Powerstoffe, die der Gesundheit und dem Aussehen dienen.

Kiwi: Schon ihr hoher Vitamin C-Gehalt macht die Kiwi, die heute vor allem in Neuseeland angebaut wird, als Fatburner interessant. Doch auch sonst liefert die Kiwi viele wertvolle Inhaltsstoffe, die dem Körper dabei helfen, Fett zu verbrennen.

Knoblauch regt die Fettverdauung an, entgiftet und entschlackt – eine echte Wunderknolle. Wenn man ihn mag, ist Knoblauch in ausreichenden Mengen einer der besten pflanzlichen Fettkiller; zudem schützt er vor Entzündungen und Infektionen und hält das Herz fit. Ähnliche Eigenschaften hat der nahverwandte Bärlauch.

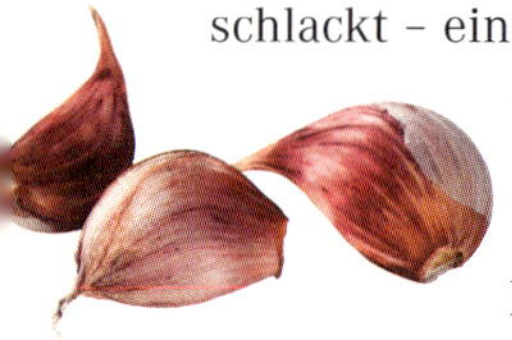

Mango: Die aus Indien stammende Frucht unterstützt die Fettverbrennung durch viel Vitamin C, Vitamin E, B-Vitamine, Mangan und Kalium. Ihre Ballaststoffe regen zusätzlich die Verdauung an.

Rettich ist ein wahres Allround-Talent, wenn es ums Abnehmen geht. Rettich regt die Verdauung und den Gallenfluss an und entwässert. Seine Vitamine und Mineralstoffe fördern zusätzlich die Fettverbrennung.

Zwiebel: Vitamine, Jod, Kalium, Eisen, Kalzium und Selen machen die Zwiebel zu einem echten Fatburner. Doch auch die entgiftenden und entschlackenden Wirkungen der Zwiebel können sich sehen lassen. Zwiebeln helfen nicht nur beim Abnehmen, sondern schützen auch nachhaltig die Gesundheit.

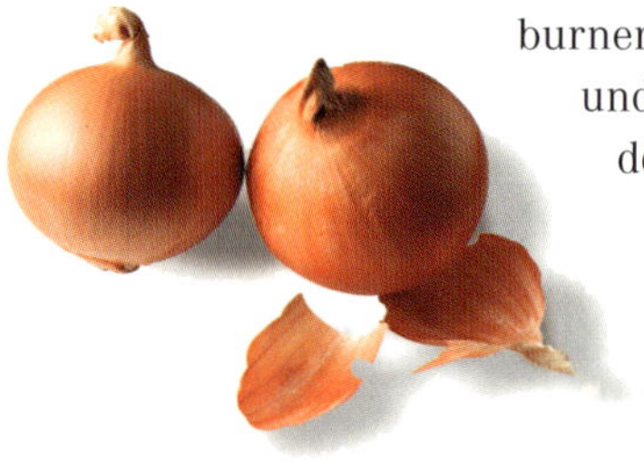

Wer sich bewegt ...

... wird während der One-Day-Diät noch viel schneller abnehmen. Bewegung ist eine hervorragende Ergänzung zu Ihrem wöchentlichen Fastentag. Wenn Sie beschlossen haben, für Ihr Wohlbefinden (und Ihr Idealgewicht) regelmäßig etwas Zeit zu opfern, ist mehr Bewegung das Mittel der Wahl. Dabei geht es nun nicht darum, dass Sie sich in den Leistungsport stürzen und ab sofort Marathonläufe trainieren. Ganz im Gegenteil sollten Sie lieber klein anfangen und kurze Bewegungseinheiten in Ihren normalen Tagesablauf einbauen.

Die meisten Menschen schieben ihre geringe Aktivität (und damit oft auch die Speckröllchen) darauf, dass sie keine Zeit für Sport hätten. Müssen sie auch gar nicht! Genauso wie die One-Day-Diät sich problemlos und ohne großen Aufwand in Ihr Leben einfügt, können Sie sich auch im Handumdrehen mehr bewegen, aktiver sein – und ganz nebenbei noch mehr Fett verbrennen!

Sie sitzen Ihren gesamten Arbeitstag über im Büro am Schreibtisch? Und abends noch ein paar Stündchen vor dem Fernseher, um abzuschalten? Und dazwischen bewegen Sie sich mit Auto, Bus oder Bahn von Haustür zu Haustür? Dann bekommt Ihr Körper mit Sicherheit nicht genügend Bewegung ab, um auf Dauer fit und schlank zu bleiben.

Der menschliche Körper ist von Natur aus dafür geschaffen, sich zu bewegen. Ohne ausreichende Bewegung verkümmern seine Muskeln, der Kreislauf läuft auf Sparflamme, die Gelenke werden steif, und die Haut erschlafft. Viele der verbreiteten Zivilisationskrankheiten werden nicht nur durch falsche Ernährung, sondern auch durch zu wenig Bewegung ausgelöst. Denken Sie nur an die häufigen Rücken- oder Kreuzschmerzen, die fast immer durch langfristige einseitige Belastungen entstehen. Als die Wirbelsäule sich entwickelt hat, war der Stuhl eben einfach noch nicht erfunden –

und es ist fraglich, ob sich der menschliche Körper jemals völlig an eine sitzende Lebensweise anpassen wird.
Dabei können Sie sich ganz einfach auch in Ihrem Alltag mehr bewegen. Sie müssen nicht Joggen gehen, Aerobic machen oder ins Fitnessstudio eintreten. Alles, was Sie für ein leichtes Bewegungstraining brauchen, haben Sie immer schon bei sich: Ihre Beine.
Der beste Zeitpunkt für ein bisschen Bewegung ist übrigens nach dem Essen. Natürlich sollten Sie dann keinen Dauerlauf einlegen und auch nicht zum Krafttraining gehen. In amerikanischen Studien ist allerdings nachgewiesen worden, dass moderate Bewegung nach dem Essen die Fettverbrennung steigert. Der Verdauungsspaziergang unserer Großeltern war also nicht nur ein gesellschaftliches Ereignis, sondern gleichzeitig gut für die Figur!

Einfache Bewegungstipps für Sportmuffel

Sie müssen nicht zum Sportler werden, um etwas für Ihre Fitness zu tun. Kleine zusätzliche Bewegungseinheiten genügen vollauf:

- Fahren Sie mit dem Fahrrad zum Einkaufen anstatt mit dem Auto. Falls Sie dadurch öfter zum Supermarkt fahren müssen, ist das nur umso besser.
- Falls Sie doch das Auto nehmen, parken Sie es wenigstens nicht direkt vor der Tür. Am anderen Ende des Parkplatzes gibt es schließlich viel mehr freie Plätze, und ein Extra-Training noch gratis dazu.
- Steigen Sie eine Haltestelle früher aus dem Bus aus, oder gehen Sie morgens nicht nur zur nächsten, sondern zur übernächsten Station – das ideale Morgentraining, um in Schwung zu kommen.
- Stehen Sie im Büro so oft wie möglich auf, um ein paar Schritte zu laufen. Sie könnten dafür zum Beispiel den Papierkorb in die am weitesten entfernte Ecke verbannen.

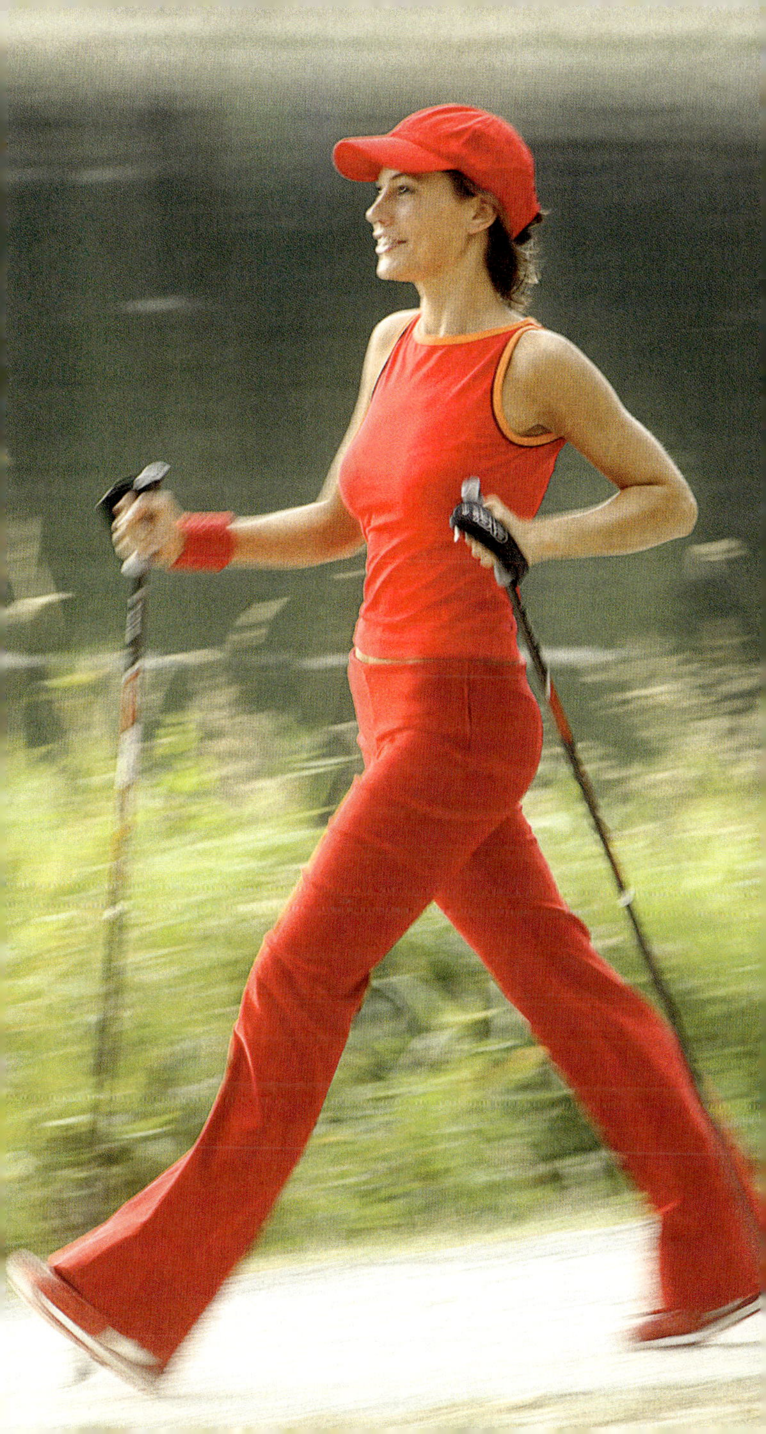

Und nutzen Sie die Möglichkeit, selbst Kaffee, Papiere oder die Post holen zu gehen – Ihr Körper wird Ihnen für diese Abwechslung dankbar sein!

- Nutzen Sie Werbepausen im Fernsehen für einen kurzen Gang durch die Wohnung – aber bitte nicht nur, um Chips zu holen!
- Auch Gassi-Gehen ist ein ideales Bewegungstraining. Wenn Sie selber keinen Hund haben, »leihen« Sie sich doch den von Nachbarn oder Freunden aus. Die freuen sich bestimmt über dieses Angebot, und Sie haben einen guten Grund, eine extragroße Runde zu drehen.
- Nehmen Sie sich morgens im Bett noch ein paar Minuten Zeit, um sich in alle Richtungen zu dehnen und zu strecken. Das verbrennt zwar selbst kaum Fett, aktiviert aber den gesamten Körper. Sie fühlen sich dadurch nicht nur munterer, sondern bewegen sich tagsüber auch leichter – und dadurch auch mehr!
- Verteilen Sie Haus- und Gartenarbeiten gleichmäßig über die gesamte Woche. Schließlich sind Sie bei diesen Arbeiten ständig in Bewegung, Sie schieben, ziehen, gehen in die Knie, laufen herum ... all das gehört auch zu einem richtigen Fitnesstraining. Und jedes Training ist umso effektiver, je regelmäßiger es ausgeführt wird.
- Wenn Sie jeden Tag ein bisschen aufräumen oder Staub wischen, haben Sie bereits eine kleine Trainingseinheit hinter sich – und am Wochenende mehr Freizeit übrig. Bodenwischen oder Staubsaugen verbraucht übrigens ungefähr genauso viele Kalorien wie normales Radfahren.
- Nutzen Sie Ihr Zuhause als Fitness-Studio! Wer braucht schon teure Stepper oder andere kostspielige Fitnessgeräte, wenn er ein Treppenhaus hat? Und wieso sollten Sie noch Gewichte heben und stemmen, wenn Sie schon Ihre Einkäufe (und vor allem die Getränkeflaschen) herumgetragen haben? Auch zum Laufen müssen Sie nicht ins

Studio, wenn Sie viele Strecken zu Fuß zurücklegen. Aerobic? – Gehen Sie mal wieder tanzen! Rückentraining? – Das Schwimmbad ruft! Zugegeben, ein richtiges Fitnesstraining mit Trainer und Geräten können Sie damit nicht ersetzen. Aber es ist immer noch viel besser, sich mit ganz normalen Aktivitäten zu Hause bewusst zu bewegen, als gar nicht zu trainieren. Wenn Sie nun gleich loslaufen wollen, um ein paar Wasserflaschen nach Hause zu tragen, noch ein kleiner Tipp: Verteilen Sie alle Lasten möglichst gleichmäßig auf beide Seiten, und falls das nicht möglich ist: Wechseln Sie die Last regelmäßig von einer Seite auf die andere. Einseitige Belastungen sind auf Dauer nämlich ähnlich ungesund wie dauerndes Sitzen – sorgen Sie also immer für Ausgleich.

Für Sportskanonen: die sanftesten Fatburner-Sportarten

Sie sind begeistert von der One-Day-Diät? Toll! Und auch im Alltag nutzen Sie schon alle Möglichkeiten, sich zusätzliche Bewegung zu verschaffen? Hervorragend! Und nun möchten Sie auch noch richtig Sport treiben, damit Sie schon in allerkürzester Zeit in Topform sind und all Ihre Bekannten Sie um Ihre Fitness und Ihre Figur beneiden werden? Dann sollten Sie auf die Auswahl der richtigen Sportart achten (siehe auch Seite 84)!

Einige Sportarten wie Squash oder schnelles Seilspringen verbrennen Körpergewicht im Eiltempo. Für solche Anstrengungen muss man allerdings schon vorher fit genug sein, um Sie überhaupt bewältigen zu können. Denn was nützt es Ihnen schließlich, wenn Sie zwar 20 Minuten Squash gespielt und viel Fett verbrannt haben, danach aber vor Überanstrengung fast umfallen, unerträglichen Muskelkater bekommen und sich für den Rest der Woche überhaupt nicht mehr bewegen wollen?

Sportarten, die zur One-Day-Diät passen, überzeugen dadurch, dass sie einfach auszuführen sind, wenig Aufwand machen und auf angenehme Weise Fett verbrennen. Mit diesen Sportarten trainieren Sie vor allem Ihre Ausdauer. Dadurch steigert sich Ihre Fitness dauerhaft, und was noch besser ist: Der Stoffwechsel passt sich an die gesteigerte Fitness an und arbeitet nach einer Weile ständig in einer höheren Gangart. Dadurch verbrennen Sie auch noch Stunden, nachdem Sie Sport getrieben haben, mehr Fett als früher.

Welche Sportarten passen am besten zum Konzept der One-Day-Diät?

Radfahren ist ein Klassiker unter den Ausdauersportarten. Nutzen Sie Ihren Drahtesel öfters, um auf sanfte Weise Pfunde wegzustrampeln! Machen Sie mindestens dreimal pro Woche einen einstündigen Ausflug mit dem Rad – optimal für Ihre Fitness ist es, jeden Tag eine Stunde langsam Rad zu fahren. Hier zählen natürlich auch Fahrten zum Supermarkt oder zur Arbeit – so können Sie ganz leicht Ihr wöchentliches Pensum bewältigen. Und falls das Wetter nicht mitspielt, gibt es immer noch die Möglichkeit, sich auf den Hometrainer zu setzen.

Schwimmen ist ein besonders guter Ausgleich zum vielen Sitzen im Büro. Es entlastet und stärkt die Rücken- und Schultermuskulatur, und es macht Sie fit für den nächsten Bürotag. Je nachdem, wie gerne und wie gut Sie schwimmen, sollten Sie drei- bis viermal pro Woche ins kühle Nass eintauchen. Im Sommer locken die Seen, und während der kalten Jahreszeit können Sie im Hallenbad Herz und Kreislauf in Schwung bringen.

Walking ist eine großartige Methode, um auf sanfte Weise den Körper zu trainieren und überflüssige Pfunde zu verlieren. Alles, was Sie zum Walking brauchen, sind gute Laufschuhe, bequeme Kleidung und täglich (mindestens

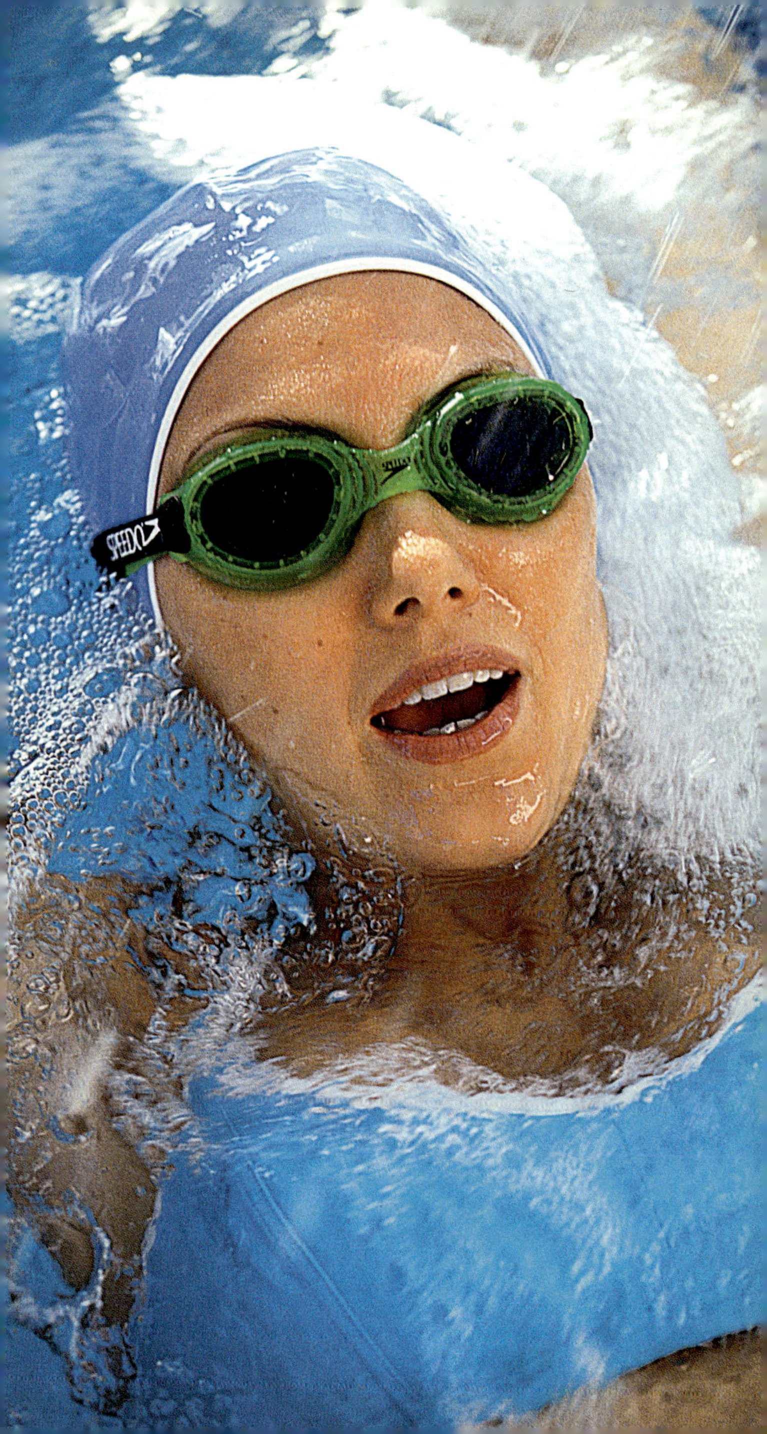
SPEEDO

aber jeden zweiten Tag) eine halbe Stunde Zeit. Walking ist viel schonender als Joggen und daher ideal, wenn man gerade (noch) nicht so fit ist. Gleichzeitig verbrennt es aber viel mehr Kalorien als normales Gehen und ist daher ideal zum Abnehmen. Schwingen Sie auf jeden Fall mit den angewinkelten Armen bei jedem Schritt mit, damit Sie auch die Muskeln von Schultern und Rücken stärken – so wird Walking zum Allround-Training.

Wandern ist der Klassiker, wenn es darum geht, sich mehr Bewegung zu verschaffen. Schließlich wandert der Mensch schon so lange, wie es den aufrechten Gang gibt. Wanderschuhe, Wanderstöcke und ein Rucksack für Getränke und einen leichten Snack sind alles, was Sie dafür brauchen. Und falls Sie meinen, Wandern wäre nur etwas für ältere Semester, sollten Sie es erst mal selbst ausprobieren. Die gleichmäßige Bewegung an der frischen Luft und in der Stille der Natur wird Sie schnell davon überzeugen, dass Wandern Körper und Seele gut tut. Besonders Stadtmenschen sollten einmal in der Woche ins Grüne fahren und drei bis sechs Stunden kräftig über Stock und Stein marschieren – der Energieschub ist phänomenal.

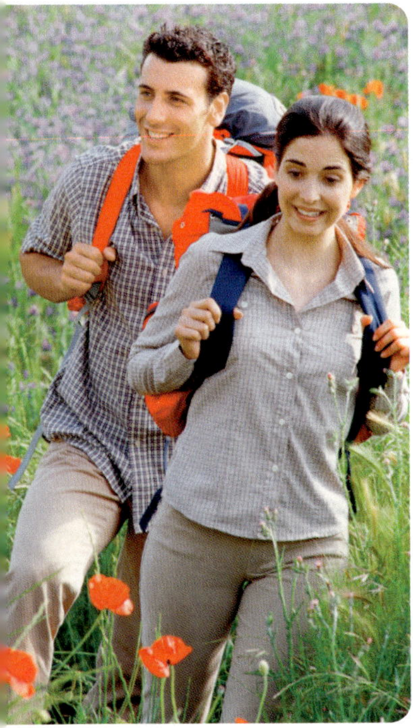

Der Body-Mass-Index (BMI): Bin ich zu dick?

Ein Blick in den Spiegel genügt, um zu wissen, ob Sie sich noch wohl in Ihrer Haut fühlen oder nicht. Allerdings ist diese Wertung sehr subjektiv: Viele schlanke Menschen fühlen sich immer noch »zu dick«, während manche Übergewichtige bei ihrer Selbsteinschätzung gerne beide Augen zudrücken.

Die BMI-Tabelle auf Seite 88 zeigt Ihnen objektiv, wo Sie stehen. »BMI« steht für »Body Mass Index« und bezeichnet die medizinisch anerkannte Formel, die bestimmt, ob Sie Unter-, Normal- oder Übergewicht haben. Lesen Sie in der waagrechten Zeile Ihre Körpergröße, in der senkrechten Ihr Gewicht ab und ermitteln Sie so Ihren BMI-Index.

> Der Body-Mass-Index ist unter anderem auch vom Alter abhängig. Mit einem Wert von 23 liegen Sie in jeder Altersklasse genau richtig.

In Riesenschritten zum Traumgewicht

Sie verfügen nun über einige effektive Mittel, mit denen Sie Übergewicht bekämpfen und Ihre Gesundheit erhalten können. Sie kennen das Standardprogramm der One-Day-Diät und wissen, wie wichtig es ist, einmal wöchentlich auf feste Nahrung zu verzichten und Fatburner-Drinks einzusetzen. Kalorienarme Rezepte für den Abend vor und dem Morgen nach dem Fastentag sowie Obst- und Gemüsetage beschleunigen Ihre Diäterfolge.

Damit Sie Ihr Traumgewicht möglichst schnell, aber auch auf einem vernünftigen Weg erreichen, möchte ich Ihnen jetzt noch einige Tipps rund um die One-Day-Diät ans Herz legen. Versuchen Sie einfach immer wieder einmal, die ein oder andere goldene Regel in die Tat umzusetzen, ohne sich dabei zu stressen.

One-Day-Diät

Größe in Metern

Körpergewicht	1,56	1,60	1,64	1,68	1,72	1,76	1,80	1,84	1,88	1,92	1,96	2,00
110	45	43	41	39	37	36	34	33	31	30	29	28
109	45	43	41	39	37	35	34	32	31	30	28	27
108	44	42	40	38	37	35	33	32	31	29	28	27
107	44	42	40	38	36	35	33	32	30	29	28	27
106	43	41	39	38	36	34	33	31	30	29	28	27
105	43	41	39	37	35	34	32	31	30	28	27	26
104	43	41	39	37	35	34	32	31	29	28	27	26
103	42	40	38	36	35	33	32	30	29	28	27	26
102	42	40	38	36	34	33	31	30	29	28	27	26
101	42	39	38	36	34	33	31	30	29	27	26	25
100	41	39	37	35	34	32	31	30	28	27	26	25
99	41	39	37	35	33	32	31	29	28	27	26	25
98	40	38	36	35	33	32	30	29	28	27	26	25
97	40	38	36	34	33	31	30	29	27	26	25	24
96	39	37	36	34	32	31	30	28	27	26	25	24
95	39	37	35	34	32	31	29	28	27	26	25	24
94	39	37	35	33	32	30	29	28	27	25	24	24
93	38	36	35	33	31	30	29	27	26	25	24	23
92	38	36	34	33	31	30	28	27	26	25	24	23
91	37	36	34	32	31	29	28	27	26	25	24	23
90	37	35	33	32	30	29	28	27	25	24	23	23
89	37	35	33	32	30	29	27	26	25	24	23	22
88	36	34	33	31	30	28	27	26	25	24	23	22
87	36	34	32	31	30	28	27	26	25	24	23	22
86	35	34	32	30	29	28	27	25	24	23	22	22
85	35	33	32	30	29	27	26	25	24	23	22	21
84	35	33	31	30	28	27	26	25	24	23	22	21
83	34	32	31	29	28	27	26	25	24	23	22	21
82	34	32	30	29	28	26	25	24	23	22	21	21
81	33	32	30	29	27	26	25	24	23	22	21	20
80	33	31	30	28	27	26	25	24	23	22	21	20
79	32	31	29	28	27	26	24	23	22	21	21	20
78	32	30	29	28	26	25	24	23	22	21	20	20
77	32	30	29	27	26	25	24	23	22	21	20	19
76	31	30	28	27	26	25	23	22	22	21	20	19
75	31	29	28	27	25	24	23	22	21	20	20	19
74	30	29	28	27	25	24	23	22	21	20	20	19
73	30	29	27	26	25	24	23	22	21	20	19	18
72	30	28	27	26	24	23	22	21	20	20	19	18
71	29	28	26	25	24	23	22	21	20	19	18	18
70	29	27	26	25	24	23	22	21	20	19	18	18
69	28	27	26	24	23	22	21	20	20	19	18	17
68	28	27	25	24	23	22	21	20	19	18	18	17
67	28	26	25	24	23	22	21	20	19	18	17	17
66	27	26	25	23	22	21	20	19	19	18	17	17
65	27	25	24	23	22	21	20	19	18	18	17	16
64	26	25	24	23	22	21	20	19	18	17	17	16
63	26	25	23	22	21	20	19	19	18	17	16	16
62	25	24	23	22	21	20	19	18	18	17	16	16
61	25	24	23	22	21	20	19	18	17	17	16	16
60	25	23	22	21	20	19	19	18	17	16	16	15
59	24	23	22	21	20	19	18	17	17	16	15	15
58	24	23	22	21	20	19	18	17	16	16	15	15
57	23	22	21	20	19	18	18	17	16	15	15	14
56	23	22	21	20	19	18	17	17	16	15	15	14
55	23	21	20	19	19	18	17	16	16	15	14	14
54	22	21	20	19	18	17	17	16	15	15	14	14
53	22	21	20	19	18	17	16	16	15	14	14	13
52	21	20	19	18	18	17	16	15	15	14	14	13
51	21	20	19	18	17	16	16	15	14	14	13	13
50	21	20	19	18	17	16	15	15	14	14	13	13

Übergewicht

Leichtes Übergewicht

Normalgewicht

Untergewicht

Darauf sollten Sie verzichten

Meiden Sie Fett! Neben Butter, Mayonnaise und Sahne (-saucen) sollten Sie vor allem fette Fleischsorten wie Schweinefleisch und Gänsebraten oder besonders fetthaltige Käsearten wie Doppelrahmkäse und Gorgonzola äußerst vorsichtig dosieren.

Achten Sie auf versteckte Fette, die in vielen Nahrungsmitteln verborgen sind. Machen Sie also einen großen Bogen um Salami, Leberwurst und andere Dickmacher. Auch fette Milchprodukte haben es in sich; meiden Sie fetthaltige Quark- und Käsesorten sowie Sahnejoghurt. In Fett gebratene oder frittierte Nahrungsmittel wie Pommes frites oder Bratkartoffeln enthalten natürlich ebenfalls eine Menge versteckter Fette und sollten daher gemieden werden.

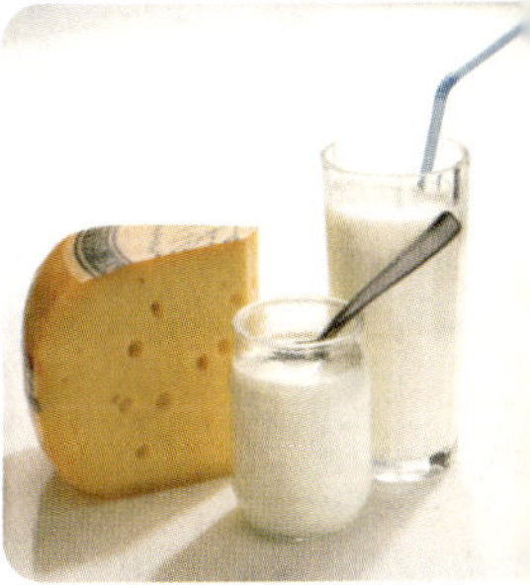

Halten Sie sich zurück mit Süßigkeiten. Zucker liefert viele leere Kalorien. Schokolade, Speiseeis, Tiramisu, Torten, Pralinen oder Sahnedesserts sind zwar äußerst verführerisch, enthalten jedoch viel Fett und viel Zucker.

Meiden Sie Alkohol! Nichts gegen ein Glas Wein oder Bier zum Essen, doch jeder Schluck Alkohol enthält leere Kalorien.

Auch Salz macht dick! Wer täglich mehrere Stunden vor dem Fernseher sitzt und Erdnüsse, Chips, Salzstangen oder Kräcker in sich hineinschlingt, muss einfach dick werden. Verwenden Sie Salz so sparsam wie möglich.

Hier sollten Sie zugreifen

Essen Sie täglich frisches Obst und Gemüse. Nehmen Sie einen Teil des Gemüses roh oder als Salat, den anderen Teil gedünstet oder gekocht zu sich. Verteilen Sie vier bis fünf kleine Obst- und Gemüserationen auf den ganzen Tag. So werden Sie optimal mit Vitaminen und Mineralstoffen versorgt und nehmen Substanzen auf, die überflüssiges Fett schmelzen lassen.

Greifen Sie zu Vollkornprodukten. Entscheiden Sie sich für Vollkornbrot, Vollkorngetreide, Naturreis und Müsli und meiden Sie Weißbrot und andere aus Auszugsmehlen hergestellte Backwaren. Vollkornprodukte enthalten nicht nur wertvolle Vitamine, sondern auch Ballaststoffe, die Ihrer Verdauung auf die Sprünge helfen.

Nehmen Sie jeden Tag eine kleine Menge pflanzlicher Öle zu sich. Im Gegensatz zu tierischen Fetten sind pflanzliche Öle wesentlich bekömmlicher und sie enthalten kein Cholesterin. Pflanzenfette enthalten mehrfach ungesättigte Fettsäuren und andere wichtige Biostoffe wie Vitamine E.

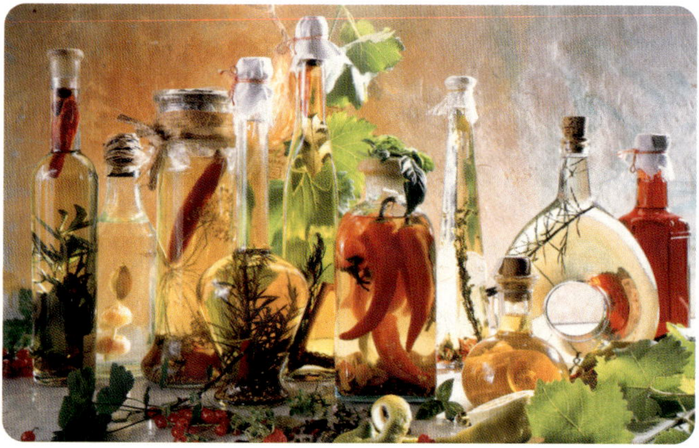

Kaufen Sie immer hochwertige, kaltgepresste Öle wie Oliven-, Raps-, Distel-, Sonnenblumen- oder Kürbiskernöl. Die in vielen pflanzlichen Ölen enthaltene Linolsäure beschleunigt den Fettabbau.

»Wer die Wahl hat, hat die Qual« – dieses Sprichwort können Sie beim Einkaufen getrost vergessen. Wenn Sie Fleisch,

Fisch, Käse oder andere Milchprodukte wie Joghurt und Quark kaufen, so sollten Sie immer magere Sorten wählen. Wählen Sie Hüttenkäse statt Doppelrahmkäse, Mager- statt Sahnejoghurt, Putenschnitzel statt Schweinebraten und Forelle statt Aal.

Psychologische Tricks für eine schlanke Linie

Essen Sie bewusst! Lassen Sie das Essen nicht zu einer automatischen Tätigkeit werden. Genießen Sie jeden Bissen Ihres Essens. Kauen Sie gründlich. Nehmen Sie sich immer genug Zeit für Ihre Mahlzeit und schalten Sie Ihren Geschmacksinn ein. Vermeiden Sie es unbedingt, während des Essens fernzusehen oder zu lesen, denn dadurch werden Sie abgelenkt und verlieren Sie jegliche Kontrolle über Ihre Ernährung.

Trinken Sie vor jeder Mahlzeit ein großes Glas Wasser oder Kräutertee. Dadurch wird der Appetit gedämpft. Trinken Sie nicht zum Essen, sondern immer davor oder danach.

Beenden Sie Ihre Mahlzeit, bevor Sie »pappsatt« sind. Es dauert eine Weile, bis Ihr Gehirn das Sättigungssignal aussendet. Wenn Sie nach einer Mahlzeit nur 10 Minuten pausieren, werden Sie bemerken, dass Ihr Appetit auf das Dessert wie von selbst verschwindet.

Essen Sie regelmäßig. Vier oder fünf kleine, leichte Mahlzeiten am Tag sind günstiger als drei große Hauptmahlzeiten. Halten Sie feste Essenszeiten ein, aber vermeiden Sie es, zu spät am Abend zu essen.

Stellen Sie sich mindestens dreimal in der Woche auf die Waage. Nur wenn Sie Ihr Gewicht regelmäßig kontrollieren, wissen Sie, ob Sie den richtigen Weg eingeschlagen haben.

Schreiben Sie sich vor dem Zubettgehen auf, was Sie den Tag über zu sich genommen haben. Ein kleines Ess-Tagebuch macht Ihnen klar, wo es noch gilt, ungünstige Ernährungsgewohnheiten zu durchbrechen.

Wasser ist nicht gleich Wasser: Mineralwasser & Co.

Vorsicht: Im Handel werden neben »Mineralwasser« auch »Heilwasser« und »Tafelwasser« angeboten. Sie sollten genau auf die jeweilige Bezeichnung achten und immer nur »richtiges« Mineralwasser kaufen.

Tafelwasser ist meist sehr billig. Es hat allerdings im Vergleich zu unserem gewöhnlichen Leitungswasser auch keinerlei Vorteile. Im Gegensatz zu Mineralwasser ist Tafelwasser nämlich kein natürliches Wasser, sondern es wird ebenso wie unser Leitungswasser »hergestellt«.

»Heilwasser« ist kein Nahrungsmittel, sondern ein Heilmittel, das sogar den Bestimmungen des Arzneimittelgesetzes unterliegt. Es hat deutliche Wirkungen und ist nicht für den Alltagsgebrauch gedacht. Ebenso wie bei anderen Heilmitteln sollten bei der Einnahme von Heilwässern die Dosierungsanleitungen und Gegenanzeigen beachtet werden. Heilwässer sind zwar in speziellen Fällen, nicht jedoch für den allgemeinen Gebrauch zu empfehlen.

Mineralwasser

Natürlich können Sie die One-Day-Diät auch ausschließlich mit Mineralwasser durchführen. Mineralwasser ist reich an wertvollen Mineralien und Spurenelemente wie Kalzium, Magnesium, Natrium, Kalium, Jod oder Eisen. Zwar enthält jedes Wasser, sofern es nicht destilliert wurde, Mineralien und ist somit in gewisser Weise ein »Mineralwasser«.

Doch in der Mineral- und Tafelwasserverordnung ist genau festgelegt, welche Kriterien erfüllt sein müssen, damit Mineralwasser im Handel als solches bezeichnet werden darf. Die folgenden Punkte aus dieser Verordnung werden Sie überzeugen, dass Sie es bei den handelsüblichen Mineralwässern wirklich mit hochqualitativen Getränken zu tun haben:

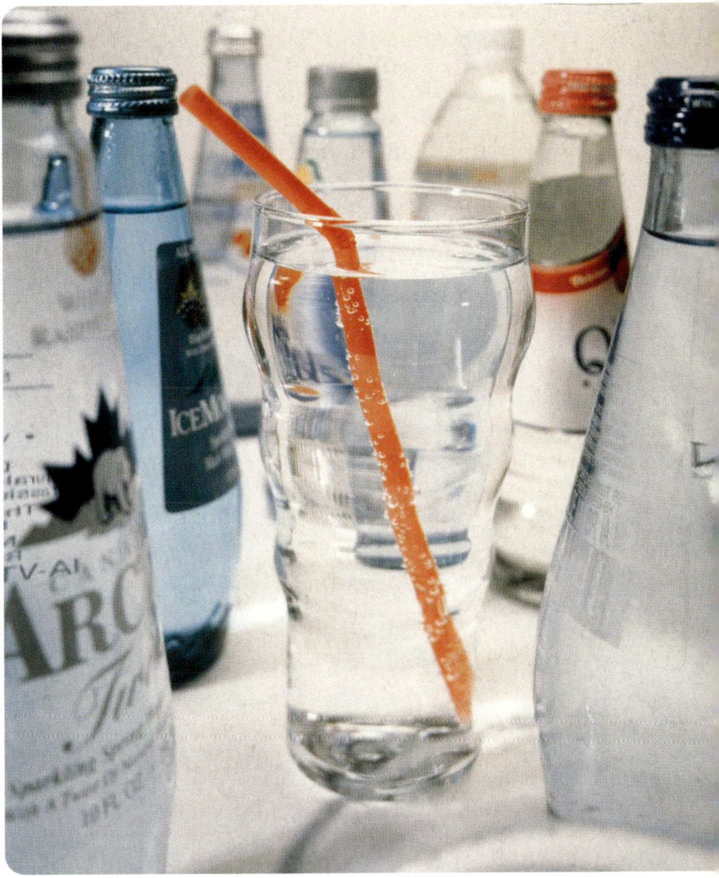

- Mineralwasser muss aus einem eigenen Brunnen kommen und einen speziellen Namen tragen. Früher musste Mineralwasser in Deutschland einen bestimmten Mindestgehalt an Mineralien aufweisen, nämlich ein Gramm pro Liter. Im Rahmen der europäischen Vereinheitlichung wurde diese feste Grenze fallengelassen. Heute werden auch Wässer, die unter ein Gramm gelöste Mineralstoffe pro Liter aufweisen, als Mineralwasser zugelassen. Allerdings muss durch ein wissenschaftliches Gutachten nachgewiesen werden, dass das Wasser ernährungsphysiologische Wirkungen hat.

- Mineralwasser muss »ursprünglich rein« sein. Um diese ursprüngliche Reinheit zu belegen, wird eine große Anzahl chemischer und mikrobiologischer Untersuchungen durchgeführt. Jedes Jahr müssen die Zusammensetzung und die Reinheit des Mineralwassers von einem staatlich vereidigten Lebensmittelchemiker aufs Neue überprüft werden. Diese Regelungen gelten selbstverständlich auch für Mineralwässer aus dem Ausland.
- Mineralwasser muss frei von Krankheitskeimen sein. Schwefel und Eisen dürfen dem Wasser entzogen, Kohlensäure darf zugesetzt werden.

Schadstoffe im Wasser?

Natürlich treten auch bei Mineralwasser immer wieder einmal geringfügige Belastungen auf. Da jedes Mineralwasser sich anders zusammensetzt, ist es günstig, die Sorte öfter mal zu wechseln. Auf diese Weise versorgen Sie Ihren Körper mit vielen wertvollen Mineralien; gleichzeitig sinkt das (ohnehin geringe) Risiko, zu viel ungünstige Stoffe aufzunehmen.

Die Empfehlung, natriumarmes Wasser zu verwenden, können Sie übrigens getrost vergessen. Selbst in sehr natriumreichen Mineralwässern sind nur Spuren dieser Substanz enthalten. Um die Menge Salz aufzunehmen, die Sie mit einem einzigen Wurstbrot verspeisen, müssten Sie den ganzen Tag über literweise natriumreiches Mineralwasser trinken.

Register

Die Autorin

Jane Kennedy ist freiberufliche Journalistin und Buchautorin mit dem Themenschwerpunkt Gesundheit und Naturheilkunde.

Wichtiger Hinweis
Die im Buch veröffentlichten Ratschläge wurden mit größter Sorgfalt von Verfasserin und Verlag erarbeitet und geprüft. Eine Garantie kann jedoch nicht übernommen werden. Ebenso ist eine Haftung der Verfasserin bzw. des Verlages und seiner Beauftragten für Personen-, Sach- oder Vermögensschäden ausgeschlossen.

Bildnachweis
Umschlagfoto: FinePic
Fotos: Mauritius/age S. 33/age fotostock S. 4, 86/Hackenberg S. 49/Lacz S. 17/Marholz S. 26/Pöhlmann S. 81/Stock Image S. 85/The Copyright Group S. 24, S. 65/H.Thiele S. 74; Premium/Stock Image S. 56; Stock Food/Michael Brauner S. 60/Caggiano Photography S. 71/Caspar Carlott S. 61/Food Photography Eising S. 89/Michael Grand S. 93/Hopkins S. 73/Len Mastri Photography S. 75/Maximilian Stock LTD S. 55, S. 59/Mayer-Raichle Ulla S. 90/Miles S. 38/Karl Newedel S. 63; Superbild/Incolor S. 12; Zefa/Matthew Wiley S. 46

Bibliografische Information Der Deutschen Bibliothek
Die Deutsche Bibliothek verzeichnet diese Publikation in der Deutschen Nationalbibliografie; detaillierte bibliografische Daten sind im Internet über http://dnb.ddb.de abrufbar.

Projektleitung: Franz Leipold
Redaktion: Dr. Marion Ónodi, Planegg
Herstellung und Layout: Jörg Alt
Bildredaktion: Sylvie Busche (Ltg.)
Umschlagkonzeption: Zero Werbeagentur, München
Satz: DTP im Verlag
Reproduktion: KaltnerMedia, Bobingen
Druck und Bindung: Printer Trento, Trento
Printed in Italy

ISBN 3-426-66910-2